自閉スペクトラム症の臨床

栗田 広

Clinical Issues of Autism Spectrum Disorder

中山書店

はじめに

米国の児童精神科医のKannerが1943年に初めて早期幼児自閉症の概念を発表して以来、自閉的な障害は永らく小児精神病あるいは小児分裂病として総称されており、精神病的状態の小児型といった捉え方をされていた。それを大きく変えて発達障害とする新しい見解を提示したのは、1980年に出版された米国精神医学会の診断・統計マニュアル第3版（DSM-III）で初めて用いられるようになった広汎性発達障害（Pervasive Developmental Disorders：PDD）である。広汎性発達障害は、小児自閉症を中心とした自閉的な発達障害群であり、この名称はDSM-IIIの改訂版のDSM-III-RおよびDSM-IVにも採用され、また医学領域の公式の診断名や診断基準を提示している世界保健機関（WHO）の国際疾病分類第10版（ICD-10）にも採用され、世界中で使用されるものとなった。

2013年に米国精神医学会はDSM-IVの改訂版であるDSM-5を発表し、その中で従来の広汎性発達障害の単位障害の区分をなくし、かつ単一遺伝子の異常で生じることが知られてきたレット障害（Rett's disorder）を除き、全体を自閉スペクトラム症（Autism Spectrum Disorder）と一括する新しい捉え方を発表した。また2018年6月に公表されたICD-10の改訂版であるICD-11でも自閉的な障害を包括する概念として同様な自閉スペクトラム症が採用されている。しかし広汎性発達障害の有病率は1.0%超であり、レット障害の有病率は0.01%程度とされており、広汎性発達障害の0.1%弱を占めるのみであり、レット障害と他の広汎性発達障害の臨床的な区別はそれほど困難ではなく、実質的には広汎性発達障害と自閉スペクトラム症は同じものと考えることができる。

本書ではこの広汎性発達障害または自閉スペクトラム症について、その概念、診断、療育、医学的治療などについて包括的に述べることを試みた。本書で述べる内容は、筆者が自閉スペクトラム症を専門とする児童精神科医を志して以来の40年有余の臨床経験にもとづいて、相談に来られた自閉的な子どもの親御さんにお話してきたことを骨子に、これまでの研究などで知られたことを肉付けしたものである。

本書は自閉的な子どものご家族にとっても、医師、心理士、保育士などの自閉スペクトラム症を有する子どもや成人に関わる専門家やそれらを目指している学生の方々にとっても参考となりうるものとすることを目的に執筆したものである。本書が自閉スペクトラム症の理解に貢献できれば幸いである。

著　者

自閉スペクトラム症の臨床
目次

付　記

本書は、著者が単行本用の原稿として執筆した遺稿をもとにまとめました。
遺稿は文献、初出誌などについて整理の途中と思われる部分があり、編集作業で補足したが、調査・記載が十分でない場合があることをお断りいたします。
また、制度などについての情報は著者が記載した時点のものです。

栗田広先生のご冥福をお祈りいたします。

編集部

自閉スペクトラム症の臨床

第１章　自閉スペクトラム症の概念

1. 臨床的特徴と定義

自閉スペクトラム症（pervasive developmental disorders、PDD と略される）は、いわゆる広義の自閉的な障害を包括する障害群である。米国精神医学会の診断・統計マニュアル第３版（DSM-III）に初めて Pervasive Developmental Disorders（PDD）の名称が登場した時には、日本訳として全般的発達障害が採用された。しかしその後、DSM-III の改訂版である DSM-III-R が翻訳された段階で、PDD の訳としては広汎性発達障害が採用され、さらに DSM-III-R も改訂され DSM-IV となったが、その邦訳においても PDD については広汎性発達障害が採用され、定着してきた。

広汎性発達障害は DSM-IV では、「相互的な対人関係能力、コミュニケーション能力など、いくつかの領域の発達の重篤で広汎な障害、および常同的な行動、興味および活動の存在で特徴づけられる」と定義されている。それらをより詳しく述べると、広汎性発達障害は、以下の３つの大きな発達領域における障害によって特徴づけられる状態である。それらは、① 相互的な対人関係の質的障害（対人関係の発達の障害や、人への反応性や関心が乏しいか欠如することで特徴づけられる）、② コミュニケーションの障害（言葉および言葉以外の言語能力（表情やジェスチャーなど）の障害を含む）と想像的活動の障害（玩具での象徴的あるいは空想的な遊び（ごっこ遊びやみたて遊び）の欠如、あるいは大人の役割を演じて遊ぶことのないことや、想像的遊びは内容的に制限されており、反復的で常同的な形をとることがある）、および ③ 活動や興味の範囲が著しく制限されており、執着的であったり常同的な傾向があること（特定の物に強い関心を示しそれに執着したり、環境の変化に抵抗したり、手を打ち合わせたり、奇妙な手の動きを示し、回転する物を見続けたりするなどの常同行動がある）である。

2. 自閉スペクトラム症の概念と分類

自閉性障害（ICD-10では小児自閉症、歴史的には幼児自閉症ともいわれた）は、自閉スペクトラム症の中核的な障害で、児童精神医学の領域ではもっともよく研究され、よく確立された障害概念である。以下には現在の主要な分類体系である米国精神医学会の診断・統計マニュアル（DSM）と世界保健機関（WHO）の国際疾病分類（ICD）における広汎性発達障害の概念の変遷と現状を紹介する。

(1) 米国精神医学会の分類（DSM）

1980年に出版された米国精神医学会の診断・統計マニ

ュアル第3版（DSM-III）では、幼児自閉症（infantile autism）以外の広汎性発達障害に対するカテゴリーとして、小児期発症の広汎性発達障害（childhood onset pervasive developmental disorders）と非定型広汎性発達障害（atypical pervasive developmental disorders）が存在した。この3型の広汎性発達障害の区分は、発症年齢と症候によってなされていた。幼児自閉症と小児期発症の広汎性発達障害の区別は、前者が30ヵ月以前の発症、後者は30ヵ月以降の発症とされていた。また非定型広汎性発達障害は、幼児自閉症あるいは小児期発症の広汎性発達障害のいずれの診断基準にも当てはまらない広汎性発達障害に対するカテゴリーとされていた。

しかしその後の諸研究によって、幼児自閉症と小児期発症の広汎性発達障害の間には、症候上の差異が必ずしも明確ではないこと、および発症年齢の厳密な決定は困難であることなどが指摘されるようになり、両者を同一の障害としてまとめることが提案されるようになった。

これらの議論を踏まえて、1987年に出版されたDSM-IIIの改訂版であるDSM-III-Rでは、広汎性発達障害は、自閉性障害（autistic disorder）と特定不能の広汎性発達障害（pervasive developmental disorder, not otherwise specified、PDDNOSと略される）の2群に大別された。しかしDSM-III-Rの自閉性障害の概念が幅広いことについて批判がなされるようになり、また1980年代後半から精神発達の退行を示す広汎性発達障害の類型と知能障害のない高機能の広汎性発達障害に対する関心が高まり、自閉症概念の精密化と他の広汎性発達障害の類型の検討が進んだ。その結果1994年に出版されたDSM-III-Rの改訂版であるDSM-IVでは、広汎性発達障害の下位類型として、自閉性障害（autistic disorder）、レット障害（Rett's disorder）、小児期崩壊性障害（childhood disintegrative disorder）、アスペルガー障害（Asperger's disorder）および特定不能の広汎性発達障害（pervasive developmental disorder, not otherwise specified: PDDNOS）の5つが提案された。

しかし2013年に出版されたDSM-IVの改訂版であるDSM-5では、広汎性発達障害の単位障害の区別はせず、また単一遺伝子（MECP2）の変異によって大部分は女児のみに見られるレット障害を広汎性発達障害から除外して、レット障害以外の広汎性発達障害を一括して自閉スペクトラム症（autism spectrum disorder: ASD）と診断することが提案された。広汎性発達障害の有病率は1%程度であり、レット障害の有病率は0.01%程度であり、有病率でいえば広汎性発達障害も自閉スペクトラム症もほとんど同じであると言える。したがってDSM-5の自閉スペクトラム症の診断基準の補足に示されているように、DSM-IVで自閉性障害（小児期崩壊性障害を含む）、アスペルガー障害、PDDNOSと診断されている例は、すべてDSM-5では自閉スペクトラム症とされるということになる。特異的な臨床症状（女児のみに発症、早幼児期からの精神・運動発達の退行、手もみ様の常同行動など）を呈するレット障害を除外することは臨床的に困難ではないので、広汎性発達障害と自閉スペクトラム症は基本的に同じものと考えてよい。

(2) WHO の国際疾病分類

世界保健機関（WHO）はほぼ 10〜20 年の間隔で、国際的に比較可能な医学全科の疾病統計のための診断分類体系である国際疾病分類（International Classification of Diseases: ICD）を改訂してきた。その中で、現代の精神科診断分類に大きなインパクトを与え、米国の DSM-III の基盤ともなったものは、1977 年に出版された第 9 版すなわち ICD-9 である。またその改訂版である第 10 版すなわち ICD-10 は、1992 年から 1993 年にかけて出版された。

ICD-10 は医学全科の診断・統計分類のマニュアルである点が、精神科領域のみのそれである DSM とは異なる。ICD-10 では、精神科領域の障害は第 5 章にまとめられているが、そこでは、精神障害を大きく F0 から F9 までの 9 つの、コードが 2 桁で示される 2 桁カテゴリーで大別している。それらは、F0 症状性を含む器質性精神障害、F1 精神作用物質使用による精神及び行動の障害、F2 統合失調症、統合失調症型障害及び妄想性障害、F3 気分［感

DSM-IV		ICD-10	
広汎性発達障害	自閉性障害	広汎性発達障害	小児自閉症
			非定型自閉症
	レット障害		レット症候群
	小児期崩壊性障害		その他の小児〈児童〉期崩壊性障害
			知的障害〈精神遅滞〉と常同運動に関連した過動性障害
	アスペルガー障害		アスペルガー症候群
	特定不能の広汎性発達障害		その他の広汎性発達障害
			広汎性発達障害、詳細不明

図 1-1　DSM-IV と ICD-10 の広汎性発達障害の単位障害

情］障害、F4 神経症性障害、ストレス関連障害及び身体表現性障害、F5 生理的障害及び身体的要因に関連した行動症候群、F6 成人の人格及び行動の障害、F7 知的障害〈精神遅滞〉、F8 心理的発達の障害、F9 小児〈児童〉期及び青年期に通常発症する行動及び情緒の障害（及び詳細不明の精神障害）である。この 2 桁カテゴリーは、さらにコードが 3、4 桁で示される 3 桁および 4 桁カテゴリー（障害あるいは症候群としては単位となる）へと細分される。この中で広汎性発達障害は、F8 の心理的発達障害の群に、他の特異的発達障害群とともに含まれている。

ICD-10とDSM-IVは、その開発過程で協議が行われており、相互の統一が図られたので、基本的な単位障害は同じだが（ICD-10ではレット症候群（syndrome）およびアスペルガー症候群（syndrome）という名称が用いられているが、DSM-IVでは、すべての単位障害は障害（disorder）という名称を用いているので、それぞれはレット障害（disorder）およびアスペルガー障害（disorder）とされている）、ICD-10のほうが広汎性発達障害には、その他の残遺カテゴリーが多い点で異なっている（DSM-IVでは残遺カテゴリーは特定不能の広汎性発達障害のみ）。DSM-IVとICD-10の広汎性発達障害の単位障害を図1-1に示す。

第2章　近縁の概念との関係

1. 広汎性発達障害と近縁の概念

(1) 上位概念としての発達障害

広汎性発達障害の上位概念は発達障害であり、DSM-III-R によれば発達障害は以下のように定義されている。「このグループの障害の本質的な特徴は、主要な障害は、認知、言語、運動あるいは社会的技能の獲得における障害であることである。障害は、知的障害でのように全般的な遅れ、あるいは特異的発達障害でのように特異的な領域の技能獲得の遅れあるいは失敗、または広汎性発達障害でのように、正常発達の質的な歪みの存在する多くの領域がある。発達障害の経過は慢性の傾向があり、障害のある徴候は安定した形で成人期まで持続する（寛解や悪化の時期がなく）。しかしながら、多くの軽症例では、適応ないしは完全な回復が生じうる。」

この発達障害のとらえ方については、その後、かなりの変化があった。DSM-IV では、発達障害という大グループは使用されなくなった。これは DSM-IV では、特異的発達障害という群も使用されなくなったことと関係する。DSM-IV では DSM-III-R での特異的発達障害の下位カテゴリーである学習能力障害、言語と言葉の障害、および運動能力障害をそれぞれ、学習障害、コミュニケーション障害、および運動能力障害の3群として、広汎性発達障害と同等の障害群とした。これはこれらの3群の障害が、知的障害や広汎性発達障害より軽度の障害ではあるが有病率ははるかに高く、その意味で臨床的重要性が大きいことにもとづくものと思われる。

またICD-10では、発達障害は各種の特異的発達障害と広汎性発達障害を合わせた心理的発達障害のグループと、それとは別のグループとされる知的障害から構成されている。

しかし発達障害の概念は、臨床的に有用であるので、DSM-IVおよびICD-10において概念的に発達障害に含まれる障害群を表1-1、表1-2に示す。

(2) 近縁の障害

広汎性発達障害の重要な近縁の障害は、知的障害と全体的な発達の遅れはないが部分的な機能の低下が問題となる特異的発達障害（DSM-IVでは学習障害、コミュニケーション障害および運動能力障害に相当する）である。とくに知的障害は多くの広汎性発達障害に合併する。また特異的発達障害は、全体的な発達水準は、知的障害の水準になるほど低くはないが、ある特定の能力の発達に明瞭な障害があるものである。発達的経過の良好な広汎性発達障害は、学齢期になって学習障害を呈することがある。

さらに広汎性発達障害児に多動性・衝動性はよく見られ、

表 1-1　DSM-IV で発達障害に含まれる障害群

通常、幼児期、小児期または青年期に初めて診断される障害

精神遅滞	
317	軽度精神遅滞
318.0	中等度精神遅滞
318.1	重度精神遅滞
318.2	最重度精神遅滞
319	精神遅滞、重症度特定不能
学習障害	
315.00	読字障害
315.1	算数障害
315.2	書字表出障害
315.9	特定不能の学習障害
運動能力障害	
315.4	発達性協調運動障害
コミュニケーション障害	
315.31	表出性言語障害
315.32	受容 - 表出混合性言語障害
315.39	音韻障害
307.0	吃音症
307.9	特定不能のコミュニケーション障害
広汎性発達障害	
299.00	自閉性障害
299.80	レット障害
299.10	小児期崩壊性障害
299.80	アスペルガー障害
299.80	特定不能の広汎性発達障害
注意欠陥および破壊的行動障害	
314.xx	注意欠陥 / 多動性障害
.01	混合型
.00	不注意優勢型
.01	多動性 - 衝動性優勢型
314.9	特定不能の注意欠陥 / 多動性障害
312.xx	行為障害
.81	小児期発症型
.82	青年期発症型
.89	特定不能の発症
313.81	反抗挑戦性障害
312.9	特定不能の破壊的行動障害
幼児期または小児期早期の哺育、摂食障害	
307.52	異食症
307.53	反芻性障害
307.59	幼児期または小児期早期の哺育障害
チック障害	
307.23	トゥレット障害
307.22	慢性運動性または音声チック障害
307.21	一過性チック障害
307.20	特定不能のチック障害
排泄障害	
	遺糞症
787.6	便秘と溢流性失禁を伴うもの
307.7	便秘と溢流性失禁を伴わないもの
307.6	遺尿症（一般身体疾患によらない）
幼児期、小児期または青年期の他の障害	
309.21	分離不安障害
313.23	選択性緘黙
313.89	幼児期または小児期早期の反応性愛着障害
307.3	常同運動障害
313.9	特定不能の幼児期、小児期または青年期の障害

DSM-IV 精神疾患の診断・統計マニュアル DSM-IV 精神疾患の診断・統計マニュアル. American Psychiatric Association, 高橋三郎他訳, 医学書院（1996）より.

表 1-2 ICD-10 で発達障害に含まれる障害群

心理的発達の障害

- F 80 会話及び言語の特異的発達障害
  - F 80.0 特異的会話構音障害
  - F 80.1 表出性言語障害
  - F 80.2 受容性言語障害
  - F 80.3 てんかんを伴う後天性失語（症）[ランドウ・クレフナー症候群]
  - F 80.8 その他の会話及び言語の発達障害
  - F 80.9 会話及び言語の発達障害、詳細不明
- F 81 学習能力の特異的発達障害
  - F 81.0 特異的読字障害
  - F 81.1 特異的書字障害
  - F 81.2 算数能力の特異的障害
  - F 81.3 学習能力の混合性障害
  - F 81.8 その他の学習能力発達障害
  - F 81.9 学習能力発達障害、詳細不明
- F 82 運動機能の特異的発達障害
- F 83 混合性特異的発達障害
- F 84 広汎性発達障害
  - F 84.0 自閉症
  - F 84.1 非定型自閉症
  - F 84.2 レット症候群
  - F 84.3 その他の小児〈児童〉期崩壊性障害
  - F 84.4 知的障害〈精神遅滞〉と常同運動に関連した過動性障害
  - F 84.5 アスペルガー症候群
  - F 84.8 その他の広汎性発達障害
  - F 84.9 広汎性発達障害、詳細不明
- F 88 その他の心理的発達障害
- F 89 詳細不明の心理的発達障害

小児〈児童〉期及び青年期に通常発症する行動及び情緒の障害

- F 90 多動性障害
  - F 90.0 活動性及び注意の障害
  - F 90.1 多動性行為障害
  - F 90.8 その他の多動性障害
  - F 90.9 多動性障害、詳細不明
- F 91 行為障害
  - F 91.0 家庭限局性行為障害
  - F 91.1 非社会化型〈グループ化されない〉行為障害
  - F 91.2 社会化型〈グループ化された〉行為障害
  - F 91.3 反抗挑戦性障害
  - F 91.8 その他の行為障害
  - F 91.9 行為障害、詳細不明
- F 92 行為及び情緒の混合性障害
  - F 92.0 抑うつ性行為障害
  - F 92.8 その他の行為及び情緒の混合性障害
  - F 92.9 行為及び情緒の混合性障害、詳細不明
- F 93 小児〈児童〉期に特異的に発症する情緒障害
  - F 93.0 小児〈児童〉期の分離不安障害
  - F 93.1 小児〈児童〉期の恐怖症性不安障害
  - F 93.2 小児〈児童〉期の社交不安障害
  - F 93.3 同胞抗争障害
  - F 93.8 その他の小児〈児童〉期の情緒障害
  - F 93.9 小児〈児童〉期の情緒障害、詳細不明
- F 94 小児〈児童〉期及び青年期に特異的に発症する社会的機能の障害
  - F 94.0 選択（性）緘黙
  - F 94.1 小児〈児童〉期の反応性愛着障害
  - F 94.2 小児〈児童〉期の脱抑制性愛着障害
  - F 94.8 その他の小児〈児童〉期の社会的機能の障害
  - F 94.9 小児〈児童〉期の社会的機能の障害、詳細不明
- F 95 チック障害
  - F 95.0 一過性チック障害
  - F 95.1 慢性運動性又は音声性チック障害
  - F 95.2 音声性及び多発運動性の両者を含むチック障害［ドゥラトゥーレット症候群］
  - F 95.8 その他のチック障害
  - F 95.9 チック障害、詳細不明
- F 98 小児〈児童〉期及び青年期に通常発症するその他の行動及び情緒の障害
  - F 98.0 非器質性遺尿（症）
  - F 98.1 非器質性遺糞（症）
  - F 98.2 乳幼児期及び小児〈児童〉期の哺育障害
  - F 98.3 乳幼児期及び小児〈児童〉期の異食（症）
  - F 98.4 常同性運動障害
  - F 98.5 吃音症
  - F 98.6 早口〈乱雑〉言語症
  - F 98.8 小児〈児童〉期及び青年期に通常発症するその他の明示された行動及び情緒の障害

詳細不明の精神障害

- F 99 精神障害，詳細不明

「疾病、傷害及び死因分類」（ICD-10 準拠）抜粋

発達経過の良好な広汎性発達障害では学齢期になると不注意が目立ってくることがある。このことは、DSM-IV と ICD-10 では広汎性発達障害であれば注意欠如・多動症の診断を重ねてしないというルールがあったが、DSM-5 では広汎性発達障害と注意欠如・多動症の併発を認めたことにつながっている。

2. 疫学

広汎性発達障害の単位障害の疫学は各論を参照されたいが、広汎性発達障害全体での有病率は、21 世紀になって 1%程度とされるようになった。

3. 自閉スペクトラム症に含まれる歴史的概念

現在の観点から自閉スペクトラム症とされる一群の状態は、歴史的には小児精神病あるいは小児分裂病とされたさまざまな状態と重複するものである。小児精神病あるいは小児分裂病とされた状態は、現在の統合失調症の診断基準にあてはまるもの（実際にそのような例が報告されているが、その数はきわめて少なく、成人型の統合失調症の発症の下限年齢は 5〜6 歳と推定される）を除いては、明確な幻覚や妄想などは存在せず、社会性や対人関係の障害および執着的行動や常同行動などが存在し、これらの点で広汎性発達障害に近縁の状態と考えられるようになった。また広汎性発達障害と同様に、知的障害を合併する場合が多い。これらの状態については、これまでさまざまな概念が提出されているが、以下のものがその主なものである。

(1) 幼年痴呆

幼年痴呆（Dementia infantilis）は、オーストリアの治療教育学者のHellerが、1908年に6例の症例報告にもとづいて提唱した概念である。同じオーストリアの小児科医のZappertが、その診断基準を提案しているが、それは、① 2～3歳の発症、② 言語障害の出現、③ 不穏あるいは興奮状態の出現、④ 痴呆の出現、⑤ 知的な顔貌、⑥ 神経症状の欠如、および ⑦ 身体的健康に障害のない静止状態に至ること、と要約される。この状態は、一部の報告例で脳の剖検所見に異常があることから脳器質疾患とみなされてきたが、従来の剖検所見の内容には共通性はなく、異常所見のない例もある。気脳写や脳波検査でも、異常の頻度は小児自閉症よりは高いが、特異性に欠けている。また発症年齢も従来の報告例は1～6歳と幅がある。さらに対人関係の障害や言葉の障害が出現し、執着的・常同的行動があるなど、明確な幻覚・妄想の欠如することとあわせて、広汎性発達障害と類似性が強い。

この状態は、WHOの国際疾病分類9版では崩壊精神病（disintegrative psychosis）あるいはヘラー症候群

(Heller's syndrome) として定義されているが、その要約は「生後数年の正常ないしほぼ正常な発達の後、社会性や言語の消失が生じ、また情緒や行動および対人関係などの重篤な障害が出現し、麻疹脳炎などの後に生じることもあるが先行する脳器質疾患などの存在しない場合もあり、多くは数ヵ月の経過で水準の下がった状態に到達する」とされている。DSM-IV と ICD-10 では、この障害がそれぞれ小児期崩壊性障害および他の小児期崩壊性障害として、同様な診断基準を与えられ、広汎性発達障害の一型とされている(第3章の「小児期崩壊性障害」を参照)。

(2) 共生幼児精神病

共生幼児精神病(Symbiotic infantile psychosis)は、Mahler によって提唱された概念である。Mahler は共生幼児精神病の診断基準は示していないが、彼女の原著から、精神分析学的観点に立脚したこの状態の症候学的および病因論的記述を抜粋すると、「生後1年間は睡眠の障害をのぞいて、目立った行動の障害は示さない。彼らはよく泣く赤ん坊あるいは過敏な幼児といわれることがありうる。障害は自我の発達の結果、母と分離して独立する段階で徐々にあるいは急激に、通常2〜3歳代に発症する。自我の崩壊は不確かな精神生物学的平衡をくつがえす病気、分離、同胞の出生やその他のあらゆる種類の些細な変化による衝撃によってひきおこされる。あらゆる強い情緒的パニックの症候を呈し、それらの後に自己愛的融合（母およびもしくは父と一体であるという妄想）を保持あるいは回復する修復過程が続く。」ということである。上記を含めてMahlerの多くの記述を要約すれば、共生幼児精神病は、症候論的には、① 1〜5歳に精神発達の退行が生じ、それとともに、② 母親への強いしがみつき行動（clinging）などで示される不安状態が生じることが基本的特徴である。

Mahlerは精神分析学的自我発達論にもとづいて、共生幼児精神病は素因的に脆弱性を有する乳児に、母との共生状態から分離個体化する段階において、それを妨げる母側の病理などが重なり発症すると考え、自閉症に比べて発症年齢がより遅く、1歳以後に母親に対する特徴的な強い共生状態を呈することで対照的であるとした。しかし文献例を調べてみると、心理社会的ストレスが退行現象の誘因である例があり、また退行現象発症以前から過敏性など若干の異常を呈していたものが多い。これらのことは、脳障害の存在を明確に示す胎生・周産期の重篤な異常や神経学的症状がない例の多いことと合わせて、共生幼児精神病とされた状態が、多因子性に生じる可能性を示唆している。

共生幼児精神病とされる例は、DSM-IVでは自閉性障害と診断される例もあるが、自閉性障害の診断基準を満たすほど症状がそろわず、症状の程度も対人障害がより軽い傾向のある例も多く、DSM-IVでは特定不能の広汎性発達障害（PDDNOS）、ICD-10では非定型自閉症となるものが多い。

(3) 自閉的精神病質

自閉的精神病質（autistische Psychopathie）は、オーストリアの小児科医のAspergerによって、1944年に提唱された概念である。彼によればこの状態は、Kannerの早期幼児自閉症と異なって人格障害と捉えられるべきもので、能力は高く、予後はよりよいものとされた。早期幼児自閉症との違いは、その後オランダの児童精神科医のvan Krevelenによって、以下のように整理されている。それらは、① 発症年齢は2歳以後でより遅いこと、② 歩行開始は遅く、発語はより早い、③ 言語はコミュニケーションを意図しているが、一方通行に止まっている、④ 人を回避するような視線、⑤ 子どもは我々の世界にその子なりの流儀で住んでいる、⑥ 社会性の進歩はむしろよい、⑦ 性格偏位傾向であること、である。かつて白痴天才（idiot savant）といわれた状態なども、自閉的精神病質に近い状態と思われる。

自閉的精神病質の概念は、最近、さらに再検討されるようになり、年長の小児自閉症児でしかも比較的発達経過のよいものと明確に区別できないことが指摘されるようになり、小児自閉症とあえて別の実態とすることには疑問が投げかけられている。さらに小児自閉症に限らず、その近縁の広汎性発達障害でも、その発達過程で同様な状態を呈することがまれでなく、それらは小児自閉症の枠内だけでなく、より広く広汎性発達障害の枠内でとらえられるべきものである。

自閉的精神病質の概念は、DSM-IV および ICD-10 の中で、それぞれアスペルガー障害およびアスペルガー症候群の名称で同様な診断基準を与えられ、広汎性発達障害の単位障害として採用されている（第3章2項2節「アスペルガー症候群」を参照）。

(4) その他の概念

Rank の非定型児は、幅広い概念であるが、およそ現在の自閉スペクトラム症を含むものである。

(5) 小児精神病あるいは小児分裂病と自閉スペクトラム症の関係

小児精神病あるいは小児分裂病は、概念の不明確さのために、かつてはさまざまな混乱の源泉であったが、これまでの代表的な小児精神病あるいは小児分裂病に関する報告を以下に検討する。

Bender は、小児分裂病を偽知的障害型（pseudo-defective）、偽神経症型（pseudoneurotic）および偽精神病質型（pseudopsychopathic）に区分したが、彼女の小児分裂病の概念はきわめて幅が広く、今日の自閉スペクトラム症をも含むものである。

Potter は 1933 年の論文で小児分裂病の自験例を 6 例紹介している。第 1 例は 3 歳半で興奮状態で発症し多動となり、対人反応が乏しくなり言語もコミュニケーション機能を失い、常同行動や執着的傾向が出現し、第 2 例は 4 歳で周囲への反応性の低下で発症し、その後、興奮状態、感情障害および常同行動などが出現しているが、両例とも幻覚・妄想は示さず、DSM-III によれば小児期発症の広汎性発達障害と診断できる状態である。Lutz も 1937 年の論文で小児分裂病の 6 例を呈示したが、そのうち第 1 例は 3 歳頃より言葉をしゃべらなくなり、徐々に対人反応の障害およびしかめ顔などが出現し、第 3 例は、発症年齢は不明だが 6 歳頃よりすでに対人反応などの障害が明らかとなっており、いずれも幻覚・妄想は存在せず、経過・症状よりは現在の概念では広汎性発達障害に含められる状態である。

Despert らは幼児期の精神病を Kanner の自閉症に相当する自閉的精神病（autistic psychosis）、1 歳以後発症の精神分裂病（schizophrenic illness）および知的障害児の精神病（psychoses in mentally defective children）に分けることを提案したが、提示された第 2 群の代表例は、ほぼ正常な発達の後、1 歳 3ヵ月の妹の誕生後、対人反応の障害が出現し、同一性の保持症状を呈し言語の発達が遅れたが、後に次第に発達し、6 歳時の知能指数は 108 とされており、その経過と症状は有意味語消失を呈する折れ線型の小児自閉症の発達的予後のよい例と同様で、幻覚・妄想は存在しない。

Cantorらが報告した小児分裂病例も成人の精神分裂病のそれに比して幻覚・妄想が不明確なものが多く、比較的発達水準の高い自閉スペクトラム症を含む、あるいはそれらとの鑑別が困難な例と思われる。

Anthonyの小児精神病の経過による分類はKolvinらによって受継がれ、またAnthonyの第2群はヘラー症候群と重複し、共生幼児精神病もそれらと共通する部分が多い。ヘラー症候群または幼年痴呆は、早発性痴呆の幼児型と想定され提出された概念であるが、すでに述べたように多くは小児期崩壊性障害とほぼ同様であり、自閉スペクトラム症に含められる状態である。

さらに早発性痴呆の児童発症型として提出されたDe Sanctisの最早発性痴呆は十分に整理された概念ではないと批判されるが、その最初の報告には典型的とされる男子の1例が記述されている。早幼児期の発達はやや遅れたこの少年は、小学校に入った頃より徐々に他人に対する情緒的反応や共感性が障害され孤立化し、その後しかめ顔や奇妙な姿勢などの常同行動や独語が出現し、記憶力は良く反響語も多かったとされている。精神分裂病とする観点もありえようが、幻覚・妄想の存在を示す記述はないため、DSM-IVでは特定不能の広汎性発達障害となる例である。

Bradleyらは小児の分裂病ないし分裂病質に著明な行動特徴として、それらの重要性と頻度の順に、① 隠遁、②

隠遁が妨げられた時の苛立ち、③ 白昼夢、④ 奇妙な行動、⑤ 個人的関心の減少、⑥ 個人的関心の退行的性格、⑦ コメントや批判への過敏さ、および ⑧ 身体的な不活発さ、の８つをあげた。しかしそれらは幻覚・妄想に関する項目を含んでおらず、彼が小児の分裂病としてあげている４例中の第３例と第４例は、早幼児期の行動は述べられていないが、その症例記述よりは比較的発達の良好な自閉スペクトラム症の児童例と判断できる。

Ssucharewa は子どもの精神分裂病を緩徐な発症の小児分裂病と急性発症の思春期分裂病に分けたが、これまで述べたように前者は、幻覚あるいは妄想が存在する証拠がない場合は、自閉スペクトラム症の一部との区別が臨床的に困難である。

以上に概略を述べたように、従来、多くの研究者によってとり上げられてきた小児精神病あるいは小児分裂病とされた状態は、ある程度の発達をとげた後に退行し、言語能力や社会性・対人関係能力の障害が出現し、常同行動などを呈することが基本的特徴と考えられる。したがってそれらは、現在の観点からみれば自閉スペクトラム症と把握できるものを多く含んでおり、それらのあいだに、幻覚あるいは妄想の存在を示唆する病像を呈する少数の統合失調症の小児期発症例と思われる例が存在する。

第3章　自閉スペクトラム症の診断

自閉スペクトラム症（ASD）の診断にはDSM-5またはICD-11による方法（表3-1）と従来のDSM-IVまたはICD-10による方法がある。

1. DSM-5およびICD-11による自閉スペクトラム症の診断

従来のDSM-IVおよびICD-10では自閉症状の診断基準は、① 対人関係の障害、② コミュニケーションの障害、および ③ こだわり（制限された反復的な行動と関心・興味）が早幼児期から認められることが基本であった。それに対してDSM-5では対人関係の障害とコミュニケーションの障害を一括し、3項目の ① 対人・コミュニケーションの障害とし、4項目の ② こだわりのうちの2項目以上の障害で構成される形になっている。対人・コミュニケーションの障害の3項目は、DSM-IVおよびICD-10の対人関係の障害とコミュニケーションの障害を統合したものであり、こだわりはDSM-IIIやICD-10には明記されていなかった感覚の異常（過敏、鈍感）を4項目に入れているところがDSM-IVやICD-10とは異なった点である。このことは感覚の異常が近年になって自閉的な子どもや成人でもよく認められ適応上の障害を引き起こしていることがよく知られるようになったことによる。

表 3-1　ICD-10 と ICD-11 対照表（森野百合子、海老島健．「ICD-11 における神経発達症

ICD-10			
F7	精神遅滞		神経発達症群 Neurodevelopmental Disorders
F8	心理的発達の障害		
F80	会話および言語の特異的発達障害		
F81	学力の特異的発達障害（書字、読字、計算など）		
F82	運動機能の特異的発達障害		
F83	混合性特異的発達障害		
F84	広汎性発達障害	F84.0 小児自閉症 F84.3 他の小児期崩壊性障害 F84.5 アスペルガー症候群	
		F84.2 レット症候群	
		F84.1 非定型自閉症 F84.4 精神遅滞および常同運動に関連した過動性障害 F84.8 他の広汎性発達障害 F84.9 広汎性発達障害、特定不能のもの	
F88	他の心理的発達の障害		
F89	特定不能の心理的発達の障害		
F9	小児期および青年期に通常発症する行動および情緒の障害		
F90	多動性障害		
F90.0	活動性および注意の障害		
F90.1	多動性行為障害		
F90.8	他の多動性障害		
F90.9	多動性障害、特定不能のもの		
F91	行為障害（素行障害）		
F91.3	反抗挑戦性障害		
F98.4	常同運動障害		
F92	行為および情緒の混合性障害		
F93	小児期に特異的に発症する情緒障害		
F94	小児期および青年期に特異的に発症する社会的機能の障害		
F94.0	選択性緘黙		
F94.1	小児期の反応性愛着障害		
F94.2	小児期の脱抑制性愛着障害		
F95	チック障害		
F98	小児期および青年期に通常発症する他の行動および情緒の障害		
F98.0	非器質性遺尿症		
F98.1	非器質性遺糞症		
F98.3	乳幼児期および小児期の異食症		

・灰色の部分が ICD-11 の「神経発達症（Neurodevelopmental Disorders）」
・対照は大まかなものであり、10 から 11 にかけて診断要件の細かな変更が多数存在する。診断にあたっ
・斜線は直接該当するカテゴリが ICD-11 に存在しないことを示す。ただし、個別の症例の臨床像によって
る（例えば、非定型自閉症の診断を受けていた患者が ICD-11 では 6A02.Y 他に特定される自閉スペクト

群の診断について－ICD-10との相違点から考える－」日本精神神経学会総会抄録集 117th, S480, 2021より）

ICD-11		
6A00	知的発達症	
6A01	発達性発話または言語症群	
6A03	発達性学習症	
6A04	発達性協調運動症	
6A01/6A03/6A04	発達性発話または言語症／発達性学習症／発達性協調運動症のうち2つ以上が該当	
6A02	自閉スペクトラム症	
LD90.4	レット症候群	※第20章「発達上の異常」に分類
※「多動性障害」の診断名から下記に変更		
6A05	注意欠如多動症 （不注意優勢、多動衝動性優勢、混合の下位分類あり） （混合で重症のHyperkinetic disorderを含む）	
6A05および6C91	注意欠如多動症および素行・非社会的行動症 （ICD-10では両方の診断基準を満たすことが要件のため）	
6C91	素行・非社会的行動症	※秩序破壊的または非社会的行動症群に移動
6C90	反抗挑発症	
6A06	常同運動症	
6B06	場面緘黙	※不安または恐怖関連症群に移動
6B44	反応性アタッチメント症	※ストレス関連症群に移動
6B45	脱抑制性対人交流症	※ストレス関連症群に移動
8A05	一次性チックまたはチック症群	※第6章（精神、行動または神経発達の疾患）からは外れ、第8章（神経系の疾患）に移動
6C00	遺尿症	※排泄症群に移動
6C01	遺糞症	
6B84	異食症	※食行動症または摂食症群に移動

て、診断要件の熟読と臨床像との照合を要する。
はICD-11に該当する診断カテゴリが存在する可能性があるため、実際には臨床像と診断要件の照合を要す
ラム症の診断を受けるなど）。

DSM-5の自閉スペクトラム症の診断には対人・コミュニケーションの障害領域の3項目の診断基準をすべて満たし、かつこだわり領域の4項目の診断基準を2項目以上満たすことが必要である。

そのうえで症状は発達の早期から認められることと知的障害によって説明されないということがASD診断には必要である。

またDSM-5はDSM-IVでの診断との関連について、DSM-IVによって自閉的障害、アスペルガー障害および特定不能の広汎性発達障害と診断されている場合は、DSM-5の自閉スペクトラム症と診断されると明記されている。これはDSM-IVとDSM-5の連続性を示す大事な記載である。このことは従来のDSM-IV診断をDSM-5診断に読み替えることができるということである。したがってこれからもDSM-IVを臨床あるいは研究などで使用することの妥当性を示すものである。

またこれまでに臨床でも研究においてもDSM-IVあるいはICD-10の自閉性障害あるいは小児自閉症またはそれらの近縁の広汎性発達障害を診断する構造化面接、評価尺度、質問紙などが開発されてきた。それらの尺度については信頼性と妥当性が確立しているものでは、それらで診断された対象をDSM-5での自閉スペクトラム症と読み替えて診断することが可能である。

このDSM-IVとDSM-5の互換性は臨床でも研究でも

重要である。多くの臨床家や研究者は4半世紀の歴史があるDSM-IVの使用には習熟してきており、それにもとづいて自閉的な障害を診断し臨床や研究を行ってきた。そのような状況の中である時点からDSM-5診断を臨床・研究に導入するとDSM-5で診断されたASDがDSM-IVではどう診断されるかという問題に直面するとDSM-5でのASDをDSM-IVで再診断しなければならなくなる。しかしDSM-IV診断を使い続け、必要に応じてそれをDSM-5診断に読み替えることは困難なことではない。

2. DSM-IVおよびICD-10による自閉スペクトラム症の診断

広汎性発達障害の単位障害である自閉症、アスペルガー症候群、小児期崩壊性障害、レット症候群および特定不能の広汎性発達障害／非定型自閉症については、DSM-IVとICD-10でほぼ同様な診断基準が示されている。しかし単位障害の間の鑑別診断については、20年間の使用の歴史がある両体系とも少なからぬ問題を有している。

(1) 小児自閉症

小児自閉症（自閉症と略）の診断は、自閉症状とされる発達・行動の異常を的確に把握することが必須である。自閉症状は、① 対人関係の障害、② コミュニケーションの障害、③ こだわりの3領域に分けられる。その3領域で明確な異常が幼児期にそろって認められること（筆者は4歳以前に認められると考えている）が診断には必要である。明確な異常ということは、軽い異常ではないということである。自閉症の症状診断基準はDSM-IVでもICD-10でも自閉症状の3領域について各4項目の症状診断基準があり、計12項目の自閉症状の診断基準がある。各診断基準項目について、2. 明確、1. 軽度、0. 該当せずの3段階での評定を保護者から聴取し、対象児を観察して決定していくことが必要である。それにもとづいて、対人関係障害の領域で2項目以上、他の2領域で各1項目以上明確な症状があり、総計6項目以上明確な症状がある場合に、自閉症の症状診断基準を満たしたと考えることになる。

自閉症状について、明確、軽度および"なし"の区別は臨床的な判断でなされるが、一定の臨床経験のある臨床家の間ではよく一致するものである。とくに明確と軽度の区別は重要である。もしその区別をしないと、軽度の症状も自閉症の症状診断基準項目を満たしたとされ、自閉症とそれより軽度の広汎性発達障害の区別がつかなくなり、広汎性発達障害イコール自閉症といった診断の混乱が生じることになる。この明確な症状と軽度の症状の区別をより信頼性の高い方法で行うものが、半構造化面接様式である。筆者は広汎性発達障害評定システム（PDDSA）という半構造化面接様式を用いて広汎性発達障害の診断を行っている。

以上の症状重症度の判定にもとづいて、自閉症の症状診断基準を満たしたと判断された例では、それ以外の診断基準項目を満たすか否かの検討が必要となる。第一には、3歳前に対人関係、コミュニケーションおよび遊びの3領域の少なくとも1つで発達に異常があることである。第二には除外診断で、レット症候群や小児期崩壊性障害ではないことである。それらを満たした場合に自閉症と診断されることとなる。

(2) アスペルガー症候群

アスペルガー症候群（障害）は、言語発達の遅れがなく知的障害もない自閉スペクトラム症の一型である。DSM-IVでもICD-10でも自閉症状の診断基準項目については、対人関係障害領域とこだわり領域については、自閉症と同様の明確な症状が認められることが必要となっている。しかしアスペルガー症候群の診断基準には自閉症のようなコミュニケーション障害の診断基準項目はなく、そのかわりに臨床的に明確な言葉の発達に遅れがないこと（2歳までに単語が出現、3歳までに2語文が出現）および小児期に臨床的に明白な認知能力の遅れがないかまたは身辺処理能力、適応能力（対人関係を除く）および周囲への関心の発達に遅れがないことが診断基準に入っている。さらに他の広汎性発達障害ではなく統合失調症でもないことが除外診断基準となっている。

ここで問題となるのは、対人関係の障害とこだわりが明確で言語発達と知的発達の遅れのないアスペルガー症候群の診断基準を満たす例に自閉症のコミュニケーション障害の診断基準項目を当てはめると、会話の一方通行性、不自然な言語（質問を反復するなど）などが該当する場合があり、そのような例ではアスペルガー症候群ではなく自閉症の診断がなされることになる。対人関係の障害とこだわりが明確で言語発達と知的発達の遅れのない自閉的な例にはアスペルガー症候群の診断を自閉症の診断より優先する、というDSM-IVでもICD-10でも設定されていないルールを設定しない限り、アスペルガー症候群の例が自閉症と診断されることは防げない。筆者はこの問題を整理するために、広汎性発達障害評定システム（PDDAS）では、対人関係の障害とこだわりの2領域で小児自閉症の診断基準を満たす例が、もし言語発達に遅れがないことと（2歳までに有意味語が3歳までに2語文が使われていた）知的発達に遅れがない（IQ/DQが71以上）場合は、小児自閉症のコミュニケーション障害の領域の評定はせずにアスペルガー症候群と診断するというルールを設定している。

(3) 小児期崩壊性障害

小児期崩壊性障害は、少なくとも2歳までの正常な発達の後に精神発達が退行し言葉を失ったり、対人反応が乏しくなったりして自閉的な状態となるものである。その退行後の自閉的状態については、小児自閉症と同じ対人関係の障害、コミュニケーションの障害およびこだわりの3領域のうち少なくとも2領域で異常が認められることが必要とされている。また除外診断基準として他の広汎性発達障害ではなく統合失調症でもないということが必要となる。退行後の自閉的状態については、診断基準のみで判断すると小児自閉症のような3領域の異常がある必要はなく、2領域の異常でもよいことになっているという意味では、小児自閉症よりも自閉的状態が軽くてもよいことになる。しかし報告例のほとんどでは、退行後の自閉的状態は小児自閉症と同等か、より重篤とされている。このため、有病率の低さによる認知度の低さもあって、小児期崩壊性障害の例は小児自閉症と診断されることが多い（とくに2歳以降から3歳前に発症する例ではそうである。3歳以上で発症する例は小児自閉症の3歳未満の発症という規定で小児自閉症とされることはないが）。筆者は小児自閉症と小児期崩壊性障害の混同を防ぐために、小児期崩壊性障害の診断を小児自閉症のそれより優先するルールを用いている。

(4) 特定不能の広汎性発達障害／非定型自閉症

DSM-IVの特定不能の広汎性発達障害（PDDNOS）は、小児自閉症より軽症の広汎性発達障害に使用される診断である。しかしDSM-IVでは他の広汎性発達障害の単位障害のような操作的診断基準が設定されていない。それに代わっておおまかな臨床的定義として、明確な対人関係の障害とコミュニケーションの障害またはこだわりがあり、他の広汎性発達障害の単位障害、統合失調症、統合失調症性パーソナリティ障害、回避性パーソナリティ障害でもないとされている。そしてこのカテゴリーはICD-10の非定型自閉症、すなわち症状の非定型性、発症年齢の遅さ、閾値下の自閉症状、あるいはそれらすべてで自閉性障害の診断を満たさない状態とされている。筆者は、自閉症より発症年齢の遅い例はきわめてまれであり（小児期崩壊性障害でないなら）、症状的に自閉性障害あるいは小児自閉症の診断基準を満たさない例がほとんどとの印象をもっており、ICD-10の非定型自閉症（症状論的に非定性）の診断基準（3歳前の発症で対人関係の障害、コミュニケーションの障害、こだわりを有するが、小児自閉症の自閉症状の診断基準を満たすほどの症状がなく、他の広汎性発達障害や二次的な対人情緒的障害を有する受容性言語障害や反応性愛着障害や統合失調症などの診断基準も満たさない）をDSM-IVのPDDNOSの診断基準として援用している。またこのように定義される非定型自閉症は、広汎性発達障害の単位障害の中ではもっとも多いという印象をもっている。

(5) レット症候群（障害）

レット症候群は、MECP2遺伝子の突然変異によって女児にのみ生じる疾患で、乳児期から発達の退行を生じ、歩行の障害、手もみ様の常同行動などが出現し、言葉のある例では言葉を失い、重篤な知的障害の状態となるが、自閉症状は比較的軽く一過性である。この疾患は単一遺伝子以上によって生じることが知られるようになり、DSM-5では自閉スペクトラム症には含まれず、自閉症状も呈する脳器質疾患に分類されている。

(6) 単位障害の診断の流れ

自閉的な子どもを診る場合、広汎性発達障害の単位障害の診断は、次のような順序で行うことがよいと思われる。まずまれな状態であり、見逃されることの多い状態として、レット症候群の可能性を検討する。レット症候群は女児のみであり特異な臨床像を呈するので、該当するか否かを判断することは容易である。レット症候群が除外されたなら、小児期崩壊性障害の可能性を検討する。これについては(3) で述べたように、小児期崩壊性障害のもっとも重要な特徴である少なくとも２歳までの正常な発達の後に退行し、自閉的になった例では、小児自閉症の診断が重複してくる可能性があっても、小児期崩壊性障害の診断を優先することによって小児期崩壊性障害の診断を行うことが重要である。

２つの退行を主徴とする障害が除外されたら、当該例が小児自閉症の診断基準を満たすか否かを検討することになる。その際、まず重要なことはアスペルガー症候群との鑑別である。まず確認しておく必要があることは、対象児の言語発達および精神発達の状態である。その子どもが2歳までに有意味語を話し、3歳までに2語文を話し、かつ知的発達に遅れがない（知的障害（発達指数あるいは知能指数が70以下）が併発していないということであり、発達指数あるいは知能指数が71以上であること）場合はまずアスペルガー症候群の可能性を念頭におく。そのうえで小児自閉症の対人関係の障害とこだわりの診断基準を適用する。それで対人関係障害の領域では4項目の症状診断基準のうち明確な自閉症状が2項目以上あてはまり、こだわり領域で4項目の診断基準項目のうち明確な自閉症状が1項目以上あてはまれば、アスペルガー症候群の対人関係障害とこだわりの診断基準を満たしたことになるので（アスペルガー症候群と小児自閉症では対人関係障害領域とこだわり領域では症状診断基準項目の必要該当数は同じである）、言語発達と知的発達に遅れがないこととあわせて、アスペルガー症候群の診断を行う。このような子どもに小児自閉症のコミュニケーション障害の4診断基準項目を当てはめると1項目以上で明確な症状があり、小児自閉症の診断基準を満たす場合はありうるが、そのような場合でもすでに述べたようにアスペルガー症候群の診断を小児自閉症の診断に優先するルールに従えば、アスペルガー症候群を小児自閉症と診断するという混乱は回避される。

最後に非定型自閉症／特定不能の広汎性発達障害の診断を行う。筆者はこの障害については、ICD-10の“非定型自閉症、症候学的に非定型”の診断基準に準じて診断基準を設定している。この場合、もっとも軽症の非定型自閉症をどのように診断するかということが重要である。そのために筆者は、3領域のいずれかで1項目の明確な症状があり、かつそれ以外の領域では軽度の項目が1項目以上あることとしている（その際、対人関係障害領域で軽度の項目が1項目の場合は、それが第1項目（人と関わるときに視線を合わせ、表情を用いることがない）または第4項目（情緒的な反応性の異常）であることとしている）。

この最小限の非定型自閉症の診断基準は、臨床的な研究でその妥当性が証明されている。またこの最小限の非定型自閉症の診断基準は、最小限の自閉スペクトラム症の診断基準と考えることもできる。この最小限の自閉スペクトラム症の診断基準を満たし、かつ小児自閉症とアスペルガー症候群の診断基準を満たさず、レット症候群でも小児期崩壊性障害でもない場合に、非定型自閉症／特定不能の広汎性発達障害と診断する。

(7) DSM-5との対応

米国精神医学会のDSM-5では、従来のDSM-IVやICD-10で広汎性発達障害と総称されていた自閉的発達障害群について、単一遺伝子異常によって生じることが知られているレット障害（症候群）を除く他の広汎性発達障害を自閉スペクトラム症（Autism Spectrum Disorder:

ASD）として単一の障害とすることを提案した。しかしDSM-IVとの整合性を保持するために、DSM-IVで自閉性障害、アスペルガー障害および特定不能の広汎性発達障害と診断される例は、すべて自閉スペクトラム症とされるということを明記している（DSM-IVの小児期崩壊性障害は自閉性障害の中に含められている）。このことによってDSM-IVで診断された広汎性発達障害の単位障害は、レット障害を除きASDとみなすことができ、DSM-IVでの診断とDSM-5での診断の整合性が図られている。

診療や研究の領域において、20年の使用の歴史があるDSM-IVの広汎性発達障害とその単位障害の診断をせず、DSM-5のASDの診断基準で自閉的な発達障害の診断をすることには慎重であるべきである。なぜなら、ある時点からすべての自閉的な障害をASDの診断基準のみで診断すると、その例がDSM-IVでは広汎性発達障害のどの単位障害であるかを判断するには、再度、DSM-IVでの診断をしないといけなくなるという問題が生じるからである。このようなことは、DSM-IVの自閉性障害の予後を継続的に検討するようなことには支障が生じてくる。あるいは自閉性障害に絞って研究をしようとする場合でも同様な問題が生じる。それを回避するには、DSM-IVでの診断を使い続け、それらの診断をDSM-5に読み替える必要があれば、DSM-5が提案している方法を用いればよいのである。DSM-5のASDの診断のみであると、その症例を

DSM-IV でどのように診断できるかという場合に再度その例を DSM-IV で再診断するという難しい問題に直面する。

3. PDDAS による広汎性発達障害の診断の概要

広汎性発達障害（pervasive developmental disorders: PDD）は、重篤で広汎な 3 領域の自閉症状（① 対人関係の障害、② コミュニケーションの障害、③ 制限された常同的な行動、興味および活動（こだわり・常同行動））で特徴づけられる自閉的な発達障害群であり、いまでは自閉スペクトラム症（Autism Spectrum Disorders: ASD）と称されるようになった。

21 世紀になって約 1% の有病率が国際的なコンセンサスとなった PDD とその単位障害の診断は、ICD-10[6] や DSM-IV[1] の診断基準によってなされるが、診断基準の適用には症状の重症度の評定が必要である。そのような方式として、対象児の保護者に行う ICD-10 の小児自閉症の診断基準にもとづいた半構造化面接である自閉症診断面接（Autism Diagnostic Interview: ADI）が開発され、その改訂版の[5] が、現在、英語圏では広く用いられている。ADI-R は、小児自閉症の診断基準項目に下位項目を設定し、その重症度を 3 段階評定し、自閉症状の 3 領域ごとに小児自閉症のカットオフが設定されており、3 領域すべてでカットオフを超えれば小児自閉症と診断する。

ADI-R の問題点は、小児自閉症以外の PDD 単位障害の診断ができない、PDD のカットオフがない、評定に 2.5 時間程度かかる、研究での使用には開発者の行うセミナーに参加し評定資格を得ることが必要で、外国語版作成は開発者の認定した研究に限定して許可されることである。これらにより、ADI-R は、わが国では使用しにくいが、PDD 研究論文を欧米誌に投稿すると、診断に ADI-R を用いていないと問題にされることがある。

このような状況を踏まえて、筆者らは、DSM-IV にもとづいて PDD とその単位障害を診断する、わが国の専門家が対象児の発達・行動に関して保護者に行う質問からなる信頼性と妥当性のある半構造化面接である広汎性発達障害評定システム（Pervasive Developmental Disorders Assessment System: PDDAS）[2-4] を開発した。

（1）PDDAS の構成

PDDAS は 64 頁の日本語文書で、PDD を疑う場合と除外する場合に使用され、**表3-2** に示すように 16 セクション、計 91 項目からなる。I〜VII は早期発達里程に、VIII〜X は発達退行に、XI は 3 歳前の発達の遅れ・異常に関するセクションである。

XII は自閉症状を評定するセクションで、DSM-IV の自閉性障害の自閉症状の診断基準 A に対応し、（1）対人関

表 3-2　PDDAS の構成：セクションと項目

セクション（I ～ XVI）		項目数（総計 91）
I.	乳児期	
	(1) 反応	1
	(2) 母親の後追い	1
	(3) 人見知り	1
II.	歩行開始年齢	1
III.	多動	3
IV.	初語表出年齢	1
V.	意味ある 2 語文表出年齢	1
VI.	指さし表出	8
VII.	おむつがとれた年齢（昼夜とも）	1
VIII.	レット障害スクリーニング	1
IX.	他の退行（言葉の消失）スクリーニング	5
X.	小児期崩壊性障害スクリーニング	1
XI.	3 歳前の発達の遅れ・異常	9
XII.	自閉症状	
	領域（1）対人関係の障害	17
	アスペルガー障害スクリーニング	3
	領域（2）コミュニケーションの障害	17
	領域（3）こだわり・常同行動	14
XIII.	発症年齢非定型性（3 歳以降発症）	1
XIV.	診断アルゴリズム	
XV.	遺伝負因	3
XVI.	対象者の医学的問題	2

係の障害、(2) コミュニケーションの障害、(3) こだわり・常同行動、の 3 領域に分かれている（領域 (1) の後にアスペルガー障害（AS）スクリーニングがある）。3 領域の各々は 4 つの大項目から構成され、3 領域全体で計 12 の大項目がある。この 12 大項目は、自閉性障害の診断基準 A の 12 項目であり、各大項目にはそれを詳細化した自閉症状に関する 2～4 の項目があり、計 36 項目がある

表3-3 領域（2）コミュニケーションの障害：大項目（a）～（d）と項目a)～d)

(a) 言葉がないか遅れており、身振りなど他の伝達法で補おうとしない
- a) 言葉がないか遅れている
- b) 身振り・表情・ジェスチャーを使わない
- c) 要求の対象／行きたい方向を指さしをしない
- d) 人の手をつかんで自分のやりたいことをやらせる（クレーン症状）

(b) 十分に言葉を話す者では、会話を始めたり、続ける能力の著しい障害がある
- a) 自分の言いたいことはよく言うが、やりとりのある会話ができない
- b) 相手にあわせて話ができない

(c) 常同的で反復的な言語の使用または特異な言語
- a) 決まった言葉・セリフを状況に関係なく言う／オウム返しになり会話ができない
- b) 言語新作／言葉を普通とはちがった意味で使う
- c) 代名詞反転（“ただいま”の代わりに“お帰り”と言うなど）
- d) 不適切な質問（同じ質問をくり返すなど）

(d) 発達水準相応のさまざまな自発的なごっこ遊びや社会性のある模倣遊びが乏しい
- a) 自発的に親などの日常動作の真似をすることがない
- b) 自発的にごっこ遊びをすることがない
- c) 自発的に親や他の人の役割を真似て遊ぶことがない

(PDDASの領域、大項目、項目は、日本の臨床現場での慣用語で記述されている)。表3-3に領域（2）の大項目と項目を例示する。

XIIIはICD-10の“非定型自閉症、発症年齢非定型性”に、XIVは診断アルゴリズム、XVは対象者のいとこまでの発達障害、気分障害、その他の精神障害の負因に、XVIは対象者の医学的問題に関するセクションである。

PDDASをA4用紙4頁にまとめたものが、短縮版

(PDDAS-SV) である。PDDASの評定法に習熟し、PDDAS-SVを用いて面接を行い、評定をPDDAS-SVに記入し、PDDとその単位障害の診断を行う[2)]。PDDASの評定時間は全体で1.5時間程度である。

(2) PDDASを用いた診断

PDD診断の中心的部分のセクションXIIの36項目の各々は、**表3-4**に例示するように保護者への質問の回答にもとづき、生涯評定（対象者が4歳以上であれば4歳までの（PDDの典型的症状は通常4歳までに認められる)、4歳未満なら評定時点までの当該症状の最盛期の状態の評定で診断に必要)、現在評定（評定時より1ヵ月以内の当該症状の平均的状態の評定）および経過評定（追跡時より1ヵ月以内の当該症状の平均的状態の評定）を3段階（0, 1, 2）で行う。

大項目と項目には、対象者の発達水準では原則として評定しないものがある。たとえば、領域（2)（**表3-3**）では、大項目（c）は言葉がないなら評定しない。また対象者には適当でないと判断された項目も評定しない。

表3-5に示すように、大項目の評定は、評定できる項目が半数以上の場合に、基準該当（D：評定2の項目数で決定)、閾値下該当（S：評定2と1の項目数で決定)、非該当（N：D、S以外）の3段階で行う（大項目が表す自閉性障害の診断基準項目を、Dは満たす、Sは十分には満

表 3-4　項目例：領域（2）大項目（a）項目 d）

項目 d）人の手をつかんで自分のやりたいことをやらせる（クレーン症状）		
評定目的	クレーン症状の程度を、生涯と現在（および経過）について評定。	
生涯評定 （4 歳以上なら 4 歳までの／4 歳未満なら現年齢までの当該症状の最盛期の状態の評定）	聞き方：（4 歳以上なら）4 歳までに／（4 歳未満なら）これまでに、お子さんは、物を取りたいときに自分の手で取らず、お母さん（など）の手をつかんで、その物に近づけてクレーンが物をつかむようにして、その物を取らせようとすることがありましたか（腕をつかんだり、手をつないだりして要求の対象の近くまで連れて行くことは、クレーン症状とはとらない）？　そのようなことは、よくありましたか、多少ありましたか、それともなかったですか？	
	評定段階（○でかこむ）： 0.　非該当：なかった 1.　多少該当：多少あった 2.　明確に該当：よくあった ×．評定対象外	
現在評定	聞き方：今はどうですか？お子さんは、物を取りたいときに自分の手で取らず、お母さん（など）の手をつかんで、その物に近づけてクレーンが物をつかむようにして、その物を取らせようとすることは、よくありますか、多少ありますか、それともないですか？	
	評定段階（○でかこむ）： 0.　非該当：ない 1.　多少該当：多少ある 2.　明確に該当：よくある ×．評定対象外	
経過評定	聞き方と評定段階は現在評定と同じ	第 1 回．評定段階：　0.　1.　2.　×．
		第 2 回．評定段階：　0.　1.　2.　×．
		第 3 回．評定段階：　0.　1.　2.　×．

文献[2] より改変。

たさない、N は満たさないことを示す）。D と S の評定基準は、PDDAS の予備的臨床施行を通して決定され、その妥当性は証明されている[3]。

表 3-5　大項目評定例：領域（2）大項目（a）

項目 a）-d）の 2 以上が評定可なら、それら（非評定項目は除外）で大項目評定を行う。						
評定は生涯と現在は段階を〇で囲み、経過（聞き方と段階は現在と同じ）は、段階を 1-3 回は経過欄に記入。		生涯	現在	経過		
				1	2	3
項目 a）	言葉がないか遅れている（語彙少／表出乏しい／初語 2 歳過ぎ／2 語文 3 歳過ぎ）(2 歳前の子どもでは評定しない)	0 1 2	0 1 2			
項目 b）	身振り・表情・ジェスチャー（首を肯定のとき縦、否定のとき横にふるなど）を使わない（2 歳前の子どもでは評定しない）	0 1 2	0 1 2			
項目 c）	要求の対象／行きたい方向を指さししない(1.5 歳前の子どもでは評定しない)	0 1 2	0 1 2			
項目 d）	人の手をつかんで自分のやりたいことをやらせる（クレーン症状）	0 1 2	0 1 2			
大項目（a）	言葉がないか遅れており、身振りなど他の伝達法で補おうとしない	N S D	N S D			
大項目評定段階	D, 基準該当（評定 2 の項目が 2 以上）； S, 閾値下該当（評定 2 の項目が 1 か、評定 2 はなく評定 1 が 2 以上）； N, 非該当（D, S 以外：評定 2 はなく評定 1 が 1 で評定 0 が 3 か、評定 0 が 4）					

文献[2)]より改変。

大項目の生涯評定をふまえて図3-1 に示す診断アルゴリズムにより、PDD 単位障害の診断を行う。

AS の診断については、領域（1）（対人関係の障害）で 2 以上の大項目が評定 D なら AS スクリーニングを行い、早期の言語・認知発達に明確な遅れがなければ、領域（3）（こだわり・常同行動）の評定を行い、1 以上の大項目で評定 D なら、領域（2）（コミュニケーションの障害）の

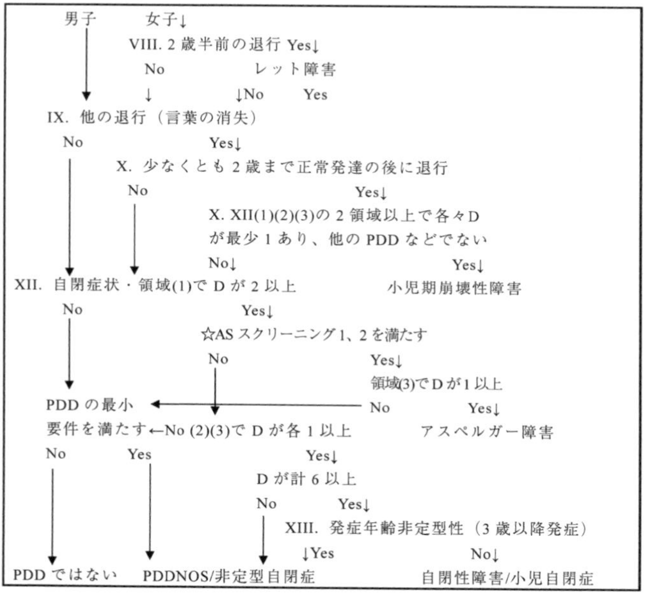

図 3-1　診断アルゴリズム（セクション XIV）

評定は算入せずに AS と診断する。これは、DSM-IV の AS 診断では自閉性障害の除外が必要であるが、AS 例に自閉性障害の診断基準を適用すると、一定のコミュニケーション障害が該当して自閉性障害の診断基準を満たし、AS と診断されないことがあるという問題を回避するためである。

特定不能の広汎性発達障害（PDDNOS）については、DSM-IV には診断基準がないので、PDDAS では ICD-10

の“非定型自閉症、症候上非定型性”の診断基準にもとづき、PDDNOSの診断基準あるいはPDDの最小要件を、“生涯評定で少なくとも1領域でDが1、他2領域でSが各1存在すること（領域（1）がSのみなら、(a)“人と関わるときに視線や表情などの非言語性行動を用いない”か(d)“人との情緒的な交流が乏しい”がSであること）”としている。

(3) 症状の軽減（部分寛解と寛解）

DSM-IVでは、すべての精神障害において、かつて診断基準を満たした状態が、治療や自然経過によって改善し、症状の一部は残存するが当該診断基準を満たさなくなれば、部分寛解とし、症状が消失すれば寛解とする。

PDDASはこの考え方を採用し、あるPDD単位障害において最盛期の自閉症状が軽減し、自閉症状の一部は残存するが診察時点では当該診断基準を満たさないなら、当該診断の部分寛解とする（自閉性障害部分寛解；AS部分寛解など）。その場合、PDDNOSの部分寛解は、PDDの最小要件を満たさなくなった、すなわちPDDと診断されなくなったことを示す。また症状がすべて消失すれば寛解とする。したがって、自閉性障害で症状が軽くなったのでPDDNOSにする、発達経過が良好なのでASとすることは適切ではなく、そのような例は自閉性障害部分寛解と診断される。

筆者は、軽いPDDを有する幼児を診察する機会が多く、そのような幼児では、初診時や再診時に自閉症状が軽いため、PDD単位障害の部分寛解と診断する場合が少なくない。また、ごく一部では自閉症状が消失しており、寛解とする場合もある。最近、PDDに似ているがPDDとは診断できない例に出会うという話を聞くことがある。そのような例は、PDDの部分寛解例の可能性があり、PDDASで評定を行えば、それが判明する例があると思われる。

(4) 青年・成人でのPDDの診断

重症なPDDは幼児期に診断される。しかし高機能（知的障害を有しない、IQ70以上）とくに正常知能のPDDを有する人たちの中には、幼児期に診断がなされず、通常の学校教育を受け、学校や職場などで不適応を生じ、一般精神科に診療を求めてくる人がいる。また一般精神科で治療を受けている人で、PDDの併発が疑われることがある。しかし、正常知能のPDDを有する青年や成人では、自閉症状が乏しくなっていることが多く、現状からではPDDの診断は困難である。そのような場合、対象者が何歳であっても幼児期の状態を保護者から聴取し、自閉症状が存在したか否か、存在したならその程度（明確か軽度か）を判断し、PDDの診断を行うことが必要である。その際、PDDASは有用と思われるが、PDDASは2歳以上から12歳未満の対象児について信頼性と妥当性が証明されているが、12歳以上の対象者での信頼性と妥当性は検討中である。

筆者は、障害基礎年金の診断書の作成を求めて20歳で初診する発達障害者を診察する機会も多い。その際には、知的障害は知能検査で判定可能であるが（知能検査が施行できなければ重度遅滞と推定する）、そのような人たちでは、PDD併発の有無を検討するために原則としてPDDASを施行している。その経験からは、成人であっても自閉症状を系統的に保護者から聴取するPDDASを用いれば、PDD診断に有用な情報が得られると考えている。その際、幼児期にPDDの単位障害の診断がなされる人の多くでは、成人期の状態について当該単位障害の部分寛解と診断することが多い。

(5) まとめ

PDDASは、わが国の専門家がPDDとその単位障害をDSM-IVにもとづいて診断する信頼性と妥当性のある半構造化面接であり、1.5時間程度で施行でき、臨床的有用性がある。筆者はPDDAS-SVの評定結果を保護者に見せながら診断を説明しているが、このような使用法は保護者が子どもの診断を理解することを助けるうえで有用と感じている。さらにPDDAS-SVデータは、診療記録として残るので、診断を再検討する際に役に立つ。また信頼性と妥当性が英文論文で発表されている日本語尺度を用いた研究は外国誌に発表可能であり、今後の検討は必要だが、PDDASは研究での有用性もあると思われる。

文献

1) American Psychiatric Association: Desk Reference to the Diagnostic Criteria from DSM-IV. American Psychiatric Association, Washington DC, 1994（高橋三郎，大野裕，染矢俊幸 訳：DSM-IV 精神疾患の分類と診断の手引．医学書院，東京，1995）.

2) 栗田広：広汎性発達障害評定システム（Pervasive Developmental Disorders Assessment System: PDDAS）2005.

3) Kurita, H., Koyama, T., Inoue, K.: Reliability and validity of the Pervasive Developmental Disorders Assessment System. Psychiatry Clin. Neurosci., 62; 226-233, 2008.

4) 栗田広：診断を中心に：広汎性発達障害評定システム（PDDAS）．精神経誌，110: 962-967, 2008.

5) Lord, C., Rutter, M., Le Couteur, A.: Autism Diagnostic Interview-Revised: A revised version of a diagnostic interview for caregivers on individuals with possible pervasive developmental disorders. J. Autism Dev. Disord., 24; 659-685, 1994.

6)　World Health Organization. The ICD-10 Classification of Mental and Behavioral Disorders: Diagnostic Criteria for Research. World Health Organization, Geneva, 1993（中根允文，岡崎祐士，藤原妙子 訳：ICD-10 精神および行動の障害：DCR 研究用診断基準．医学書院，東京，1994）．

第4章　自閉症以外の広汎性発達障害

本章では、自閉症以外の広汎性発達障害の下位カテゴリーとして小児期崩壊性障害（childhood disintegrative disorder）、レット症候群（Rett's syndrome）およびアスペルガー症候群（Asperger's syndrome）について臨床的事項を述べる。

1. 小児期崩壊性障害

(1) 概念と歴史

小児期崩壊性障害（childhood disintegrative disorder）は、オーストリアの治療教育学者であるHellerが、1908年に幼年痴呆（dementia infantilis）の名称で報告した、生後3〜4年までに精神発達の重篤な退行を呈した6例の小児（男5、女1）から由来する概念である。この状態は、Heller's dementiaまたはHeller's diseaseの名称も使用されたが、次第にヘラー症候群と呼ばれることが多くなった。ICD-9では、崩壊精神病（disintegrative psychosis）と命名され、ヘラー症候群は同義語とされ、ICD-9の改訂版であるICD-10では、他の小児期崩壊性障害（other childhood disintegrative disorder）とされた。DSM-IVでは、小児期崩壊性障害の名称で、ICD-10と同様な診断基準を与えられた。

この障害は、当初は早発性痴呆の幼児型とされ、その後、中枢神経系の共通の病変は発見されなかったが、幼児に発症する痴呆として、脳器質性疾患とする見解が有力となった。しかし1980年代後半から、広汎性発達障害の一型とする見解が有力となり、DSM-III-Rでは、特定不能の広汎性発達障害に含めるという修正がなされた。ICD-10とDSM-IVでは、この障害を広汎性発達障害の一型とした。

(2) 症状

基本的な臨床的特徴は、ほぼ正常な精神発達が2〜5歳くらいまでの間に退行し、自閉的な精神発達水準の低下した状態となるが、その後、ある程度の発達的変化が生じ、生命予後は悪くないことである。

発達の退行は、誘因のないことも多いが、転居、同胞の出生や入園など、心理社会的ストレスの後に退行する例が少なくない。退行の初期には、有意味語を失い、反応性が乏しくなる。さらに執着的行動や常同行動が見られ、多動となることも多い。このあたりは自閉症の症状と基本的には変わらない。一部の症例では、退行の初期に、音などに過敏となり、不安状態が目立つことがある。古典的症例の一部には、幻覚・妄想の存在が示唆される記述があるが、実際には強い不穏状態がそのように形容されているものと思われる。発症年齢が高い例では、そのような不穏状態が見られやすい印象がある。また生活習慣、とくに排泄習慣の退行を生じる例もあるが、これは必ずしも多いものではない。退行は通常数ヵ月から半年くらいの間に静止し、発達水準の低下した状態となり、その後は個人差はあるが、徐々にそれなりの発達的変化が認められる。以下に小児期崩壊性障害の1例の概略を示す。

(3) 診断

1) 定義と診断基準

小児期崩壊性障害の診断には、早幼児期の発達退行の確認が必須で、それ抜きでの診断は不可能である。この障害に対してICD-9は、崩壊精神病の名称で次のような定義を提案した。すなわち、「生後数年間は正常か正常に近い発達をして、その後、社会的能力および言葉を失い、それとともに情緒や行動、そして対人関係の重篤な障害を呈する疾患である。通常この言葉および社会的能力の喪失は、数ヵ月にわたって生じ、多動および常同行動の出現を伴う。大部分の例では知的な障害があるが、これはこの疾患に必ず伴うものではない。この状態は、麻疹脳炎などの明らかな脳病変の後に生じることもあるが、明らかな脳器質疾患ないし脳障害が存在しなくても生じることがある」。ICD-9では、幼児自閉症（infantile autism）の発症が30ヵ月以前とされたので、崩壊精神病は、30ヵ月以降に発症する状態とされた。

ICD-10とDSM-IVでは、ICD-9の崩壊精神病を小児期崩壊性障害として、同様な診断基準を提示している。小児期崩壊性障害とICD-9の崩壊精神病は、ほぼ同じ状態をさすが、退行前の発達は、小児期崩壊性障害では“明らかに正常”とされているが、崩壊精神病では“正常か正常に近い”と、幅広く定義しているのが異なる。

2）鑑別診断

自閉症の約1/4を占める、2歳頃までに有意味語の消失を主体とした発達退行を呈する折れ線型自閉症とは、退行の発症年齢を除けば類似点は多い。しかし著者らの研究によれば、崩壊精神病のほうが退行の発症年齢は遅く、退行前の発達は、はるかに良好であった。

女児の場合、レット症候群との鑑別が重要となる。しかしレット症候群は、多くの場合30ヵ月以前より、手の目的ある使用の喪失と、四肢や体幹の失調などの神経症状が出現することで鑑別は可能である。また後天性てんかん性失語（Landau-Kleffner症候群）の早期発症例は、後期発症例に比して予後が不良とされており、鑑別の際、念頭におかれるべきである。しかし発症の経過と、知能障害や行動障害が、はるかに軽いことが鑑別点となる。

小児期崩壊性障害は、行動的臨床症候が診断の決め手となるため、一部には遺伝変性疾患を含む可能性があり、疑わしい例には神経学的精査と経過観察が必要である。

(4) 疫学

小児期崩壊性障害の有病率は、10万人に1人程度とされている。性比は自閉症と同様（3〜4：1）と思われる。

(5) 臨床経過と予後

発達退行が生じた後に、重度の精神遅滞を伴う重度の自閉的な状態となるが、その後、多くの例では、徐々に発達的変化が生じ、重度の広汎性発達障害として経過する。したがって再度、精神発達の退行が生じることはない。またこの障害の生命的予後は不良ではないが、発達的予後は明らかに自閉症より不良である。しかし中度遅滞の例も報告されており、古典的な幼年痴呆のような重度や最重度の遅滞を伴うものばかりではない。

2. レット症候群（障害）

レット症候群（Rett's syndrome: DSM-IV ではレット障害 Rett's disorder）は、乳児期に精神発達退行を生じる最も重症な PDD であり、女児にしか出現しないという点で、特異な障害である。発達の退行は明瞭だが生命的予後は不良ではなく、この点で変性疾患とは異なる。

確立後の病像は、重度遅滞を有した自閉的状態であるが、自閉症と較べると、精神遅滞の重さに比して自閉傾向はそれほど重くない。また常同行動も、手もみや手を口に入れる、歯ぎしりなどで、息止めや過呼吸なども目立つが、自閉症によく見られる常同行動とは異なり、多彩さもない。またてんかんの合併頻度は高い。

この障害はオーストリアの小児科医のRettによって1966年に初めて報告され、1983年にスウェーデンのHagbergらが同様な自験例をレット症候群の名称で報告してより、とくに小児神経科医を中心に国際的な関心が高まったものである。

ICD-10およびDSM-IVでは、広汎性発達障害の下位群として位置付けられた。

(1) 臨床的特徴

レット症候群のもっとも重要な特徴は、女児にのみ生じ、乳児期から早幼児期にかけての正常な発達の後に精神・運動発達の退行が生じることで、しかもこの退行は生命的予後には大きな影響がないことである。

通常、胎生期と周生期には異常が認められず、発達退行の生じる時期には個人差があるが、ほぼ生後6ヵ月から1年半くらいまでの間の精神運動発達は正常である。言語を有していた例では、言葉を失うことが退行の目立った早期の徴候となるが、より早く発症する例では、運動発達の速度の低下、あるいは停止がより目立った早期の徴候となる。

このような発達の退行に伴って、次第に親を含めた周囲への子どもの反応が乏しくなり、周囲からの関わりに対する反応も低下する。この社会性と対人反応の障害は、自閉症児のそれらと鑑別はかなり困難である。精神発達の退行に伴って、本症候群に特有の手の常同運動が出現する。子どもはそれまで自分で手を使って物を取ったり食べたりしていたのが、それをやらなくなり、それと並行して胸の前で手を揉むようなことや、その他の形の手の常同行動が出現する。手は状況によってはそれ以外の目的ある運動をすることもあり、本症候群の特有の手の常同運動は、麻痺などの存在によるものではない。

さらに長い経過で歩行の障害も出現するようになり、全例にではないが、過呼吸などの呼吸の異常が出現することがある。さらにてんかん発作の出現する例もある。身体的な成長は遅滞し、また頭囲の成長も鈍り次第に小頭傾向が出現する。

(2) 疫学

本症候群の有病率は、女児1万人に1人弱程度とされている。

(3) 予後

レット症候群の長期予後に関するデータの蓄積はいまだ十分ではないが、この障害そのもので生命が直接、損われることはない。しかし精神機能の障害は重度となり年齢が高くなるにしたがって運動機能が低下し、また脊椎の側弯が進行し、呼吸機能が低下するということがあるので、健康管理上の配慮は年齢とともに増大する。

3. アスペルガー症候群（障害）

アスペルガー症候群（Asperger's syndrome: 以下 AS と略）は、1944 年にウィーンの小児科医である Asperger が発表した、自閉的精神病質（autistische Psychopathie）から発展した概念である。Asperger は、対人的関係の乏しい執着的で興味の限局した子どもたちの中に、単なる発達の遅れでは理解できない、突出した能力の片鱗を有する者のあることを見出した。彼は、200 例を越える自験例にもとづいて、そのような子どもたちの問題は、生来性の子どもなりの人格形成の偏りに由来すると考えた。Asperger によるこの自閉的精神病質概念の提出の前年の 1943 年に、米国の児童精神科医である Kanner は、早期幼児自閉症（early infantile autism）の概念を提出した。この状態は、早幼児期から対人的な関わりが乏しく、言語を含むコミュニケーション能力の障害があり、興味が限局し執着的で、常同的な行動などが認められる。

自閉的精神病質と早期幼児自閉症は、相互に独立に発表されたが、多くの類似点を有していた。しかし Kanner の早期幼児自閉症は、英文で発表されたものであり、Asperger の自閉的精神病質は、ドイツ語で発表されたという背景も関係してか、精神医学領域における両概念の国際的な受け入れられ方は、その後、まったく異なっていた。Kannerの早期幼児自閉症の概念は、自閉症（幼児自閉症、小児自閉症あるいは自閉性障害などとも称される）へと発展し、児童精神医学領域では最もよく研究された障害概念となったが、Aspergerの自閉的精神病質の概念は、その後の国際化がきわめて遅れていた。この概念が国際的に脚光を浴びたのは、1981年にWingがAsperger's syndromeの名称で自験例にもとづく論文を発表してからである。それ以後、英語圏で本概念に関する研究が盛んとなり、ICD-10とDSM-IVでは、診断カテゴリーとして採用された。

(1) 疾病分類と概念の発展

ASの疾病分類学的位置づけについては、歴史的には2つの大きな流れが存在した。1つは、この状態を、乳児期から小児期にかけての人格発達の偏りとみなすものである。これは当初、Asperger自身によって主張され、van Krevelenによって支持された。van Krevelenによれば、自閉的精神病質は、人格の偏りであり、精神病である早期幼児自閉症と異なること、言葉の表出が歩行より先に可能になる傾向があり自閉症ではその逆であること、子どもは自分なりの仕方でこの世の中に存在しているが自閉症は他人に関心がないこと、特異な才能があり知能障害はないが自閉症では知能障害があること、などの差異を指摘した。イギリスのWolffらは、この考え方を、彼らの“小児期の分裂病質”の概念に受け継いでおり、この状態を人格障害的にみなす立場からの研究を発表してきた。しかしASと分裂病質との差異を指摘するものもある。

もう一つの考え方は、この状態を広汎性発達障害（pervasive developmental disorders: 以下PDDと略：広義の自閉的な発達障害群で、相互的な社会的関係能力、コミュニケーション能力など、いくつかの領域の発達の重篤で広汎な障害、または常同的な行動、興味および活動の存在で特徴づけられる）の高機能の一型とするものである。

さらにASに類似する、あるいは近縁の他の概念の検討も進んだ。かつて白痴天才（idiot savant）といわれた、全体的な知的機能は低いが、とくに記憶能力など部分的に優れた能力を発揮する状態は、多くは自閉症と思われるが、一部にはASも含まれていたと思われる。また認知機能の不均衡さは、自閉症ほどではないが認められ、いわゆる学習障害的な状態との類似性を指摘する報告もある。

(2) 診断と臨床像の変化

さまざま臨床研究を背景にして、ICD-10とDSM-IVは、ASをPDDに属する独立した高機能の単位障害として、それぞれ同様な診断基準を提案した。ASの公式の診断名は、ICD-10ではアスペルガー症候群（Asperger's syndrome）であるが、DSM-IVではアスペルガー障害（Asperger's disorder）である。しかし両診断体系での診断基準は本質的に同じである。

主要な鑑別診断の対象は、PDDの他の単位障害であり、そのキーポイントは早期の発達にある。女児にのみ生じ重篤な精神発達退行が早期に生じるレット症候群との鑑別は容易である。また男子優位だが2歳以後に精神発達退行が生じ発達経過が不良な小児期崩壊性障害との鑑別も比較的容易である。しかし高機能の自閉症や特定不能のPDD（あるいは非定型自閉症）との鑑別は、横断面の症状をみていただけでは不可能であり、幼児期に言語・認知能力の発達に遅れがないことを確認する必要がある。

(3) 疫学

従来、臨床例にもとづいて、ASは自閉症よりもまれで、より男子優勢とされていたが、十分な疫学研究は1990年代になるまで発表されなかった。Ehlersらは、スウェーデンのイェテボリ地域での疫学調査でASの有病率を最小3.6/1,000、最大7.1/1,000とした。これは自閉症の1,000人中1人強の頻度を上回るものである。しかし彼らのASの診断基準は言語発達の遅れも認めており、DSM-IVやICD-10の基準よりかなり幅広く、ASの有病率を過大に見積っていると思われる。Sponheimらのオスロ近郊のICD-10によるPDDの3～14歳児の疫学調査では、ASの有病率は0.32-0.4/10,000とスウェーデンのそれよりはるかに低い有病率が報告されている。また男女比については、1980年以前の臨床例にもとづく諸研究では、ASでは自閉症に比べて男子が女子よりはるかに多い（約8〜10：1）とされていた。しかし、Ehlersらは、ASの男女比を2.3対1と推定した。

最近の疫学研究からは、ASは以前考えられていたよりもはるかに頻度が高い可能性が示唆され、また男子優位は変わらないが、より男女比が接近する方向も示されている。しかし、疫学研究の結果は、必ずしも一致していない。ASの有病率と性差に関しては、今後、DSM-IVやICD-10にもとづく多くの地域での疫学研究による検討が必要である。

(4) 病因・病態・合併症

ASに関する生物学的研究は、まだ決定的な結果は得られていないが、症例報告を中心に、近年、徐々にその数を増している。

ASでの脳機能障害を示唆するいくつかの報告がある。Wingは産科的異常の頻度の低くないことを指摘した。BurgoineらはASを呈した男子の3つ子例を報告し、胎生期から出生後早期までに産科的問題の重症度と認知障害および行動症候の程度に関連のある傾向を認め、遺伝的要因と後天的要因の関与の可能性を示唆し、あわせて自閉症と AS の連続性を示唆した。Rickarby らも胎生・新生児期の異常の関与を指摘した。

てんかんの合併率は、AS では自閉症よりはるかに低い。精神遅滞レベルの症例を含む比較的幅広い AS の診断基準により、Gillberg は、AS と自閉症での脳波異常の頻度をそれぞれ 29%（6/21 例）および 55%（12/22 例)、てんかんの頻度を、4%（1/23 例）および 22%（5/23 例）と報告した。

しかし、これまでの研究は、少数例にもとづいたもののみであり、AS に特異的な所見が得られているとは言いがたい。このことは他の PDD の病因研究についても該当することである。従来の研究結果を総括すれば、AS は病因不明だが、素因的要素に胎生期から周産期までの多くの要因が重なって生じる障害であり、自閉症に比べて脳障害的要素はより少なく、素因的要素がより大であると思われる。

(5) 治療的対応と予後

精神医学的合併症としては、気分障害はまれでなく、対人関係の葛藤から被害的な念慮を抱くことも、まれならず認められる。不適応状態に陥った AS を有する人が、それを理由に一般精神科を受診あるいは紹介されてくることがあり得る。そのような場合に、現状では AS の診断が下されることはまれである。多くは人格障害、とくに統合失調症性人格障害あるいは強迫性人格障害などが考慮される。

また単純型統合失調症の診断を疑われる例もある。さらに、診断が困難で、診断保留とされている例もある。

ASはPDDの一型であるが、成長する過程で、その人の人格の偏りとして理解されるようになる可能性がある。ASが統合失調症性人格障害と近縁性があるということは、発達経過を追った縦断研究からも横断的な症状比較研究などによって示されている。このような点で、ASは、発達障害と人格障害の接点を形成する障害であり、発達と人格の関係の一側面を検討するための手がかりを与えてくれるという意味でも重要な障害である。

4. その他の広汎性発達障害

(1) 概念

広汎性発達障害の全体的な定義にはあてはまるが、自閉症など特定の広汎性発達障害の単位障害の診断基準にあてはまらない状態に遭遇することは、臨床の場面では通常のことである。このような状態は、従来から自閉的ではあるが、自閉症ではない、あるいは自閉的な精神遅滞などと慣習的に称されてきた状態のかなりの部分を含むものと思われる。近年の国際的な診断基準の体系でいえば、DSM-IIIでは、非定型広汎性発達障害（atypical pervasive developmental disorders）と呼ばれたものおよび小児期発症の広汎性発達障害（childhood onset pervasive developmental disorders）とされたものの多くがそれにあたり、DSM-III-R では自閉症すなわち自閉性障害（autistic disorder）以外の広汎性発達障害を一括した特定不能の広汎性発達障害（pervasive developmental disorder, not otherwise specified: PDDNOS）とされたものなどがそれに相当すると考えることができる。

この他の広汎性発達障害とここで述べる群は、いずれにしても広汎性発達障害の残遺カテゴリーであり、明確な診断基準を有する広汎性発達障害のどのような単位障害がどのくらい整備されるかで、その範囲が変動してきたという事実がある。たとえば、DSM-III-R では自閉症（自閉性障害）以外の広汎性発達障害は特定不能の広汎性発達障害（PDDNOS）と一括されていたが、PDDNOS は DSM-IV でも採用されたカテゴリーであり、DSM-IV ではすでに述べたように自閉症以外にレット障害、小児期崩壊性障害、アスペルガー障害という広汎性発達障害の単位障害を整備し、それら以外を PDDNOS とする方式をとっているために、同じ名称であっても、DSM-IV のほうが狭義に PDDNOS を定義していることになる。

広汎性発達障害の基本４型（自閉症、レット症候群、小児期崩壊性障害およびアスペルガー症候群）の他の広汎性発達障害が、DSM-IV では特定不能の広汎性発達障害（PDDNOS）で一括されているのに対して、ICD-10 ではその多くを非定型自閉症として、それ以外にも３型（精神遅滞と常同運動を伴う過動性障害、他の広汎性発達障害、特定不能の広汎性発達障害）の残遺カテゴリーを設けている。

DSM-IV は、特定不能の広汎性発達障害については、診断基準を設定していない。つまりこのカテゴリーの診断は、広汎性発達障害の全体的な定義に該当するが、広汎性発達障害の基本 4 型の診断がつかないものになされるものである。ICD-10 は、基本 4 型の他に、診断基準を整備した非定型自閉症および精神遅滞と常同運動を伴う過動性障害のカテゴリーを設定し、その他に診断基準の設定のない他の広汎性発達障害と特定不能の広汎性発達障害の 2 カテゴリーを置いている。

広汎性発達障害の全体的な定義には該当するが、基本 4 型の診断基準に該当しない症例に出会うことは、臨床の現場ではまれなことではない。おそらくその大部分は、自閉症と類似するが診断基準に該当する症状の数が少ない例である。このような状態については、ICD-10 では非定型自閉症（症候上の非定型性）と診断することができることが利点である。しかし ICD-10 は、臨床上の有用性が不明なカテゴリーがいくつかある。非定型自閉症で発症年齢での非定型性を示す例は、実際にはかなりまれであるし、症候上と発症年齢の両方で非定型性を示す例も同様である。さらに非定型自閉症以外に、他の広汎性発達障害と特定不能の広汎性発達障害という、診断基準のないカテゴリーを設定している。

(2) 診断

2つの主要な診断体系であるDSM-IVとICD-10にしたがって、主要な4型（自閉症、レット症候群、小児期崩壊性障害、アスペルガー症候群）以外の広汎性発達障害を診断するのが実際的であることは言うまでもない。DSM-IVでは、それは特定不能の広汎性発達障害（PDDNOS）に一括される。

ICD-10の体系では、すでに述べたように、それらの大部分は非定型自閉症と診断される。

またICD-10では、精神遅滞と常同運動を伴う過動性障害のカテゴリーを新設している。これは精神遅滞を有し、多動であるが、自閉的な対人関係の障害が明瞭でないものに対する診断概念である。臨床場面では、このような状態に時々出会うことは、経験ある臨床家には納得のいくところである。しかし問題は、診断基準を見ても明らかであるが、“自閉的な社会的機能の障害はない”ことが、診断基準に含まれていることである。このことは広汎性発達障害の一つの重要な基準を有しないことを意味することになり、この障害を自閉スペクトラム症に入れることは概念的な矛盾である。

この他にICD-10では、“他の広汎性発達障害”と“特定不能の広汎性発達障害”のカテゴリーを設けているが、診断基準は提示していない。“他の広汎性発達障害”は、広汎性発達障害の全体的な定義にはあてはまるが、小児自閉症、レット症候群、他の小児期崩壊性障害、非定型自閉症のいずれにも該当しない広汎性発達障害に対する診断名である。特定不能の広汎性発達障害は、同様に広汎性発達障害の全般的記述には合致するが、十分な情報がないとか、所見に矛盾があるために、特定の広汎性発達障害の単位障害の診断基準に合わないものに対するカテゴリーである。

第５章　病因・病態

1. 小児自閉症

(1) 発達神経学的および神経心理学的研究

自閉症が中枢神経系の機能成熟上の問題を有することは、多くの証拠がある。詳細に早期発達を検討すると、自閉症児は健常児に比して、早期の運動および言語などの発達に遅れがあることが知られている。自閉症児がジェスチャーを習得できないことなどは、一種の失行や失認様の障害が存在するためと考える研究者もいる。また自閉症児では利き手の確立が遅れる傾向がある。しかし、これらは必ずしも自閉症児特有の障害ではない。

また自閉症児に見られる言語、認知および記憶などの障害との関係で、神経心理学的研究によって、自閉症児の脳機能障害の様相は、これまでさまざまに検討されてきた。それらの研究は、一部の自閉症児での左右半球機能の差異、前頭葉機能の障害、脳幹の障害などを示した。しかし、それらの知見は、いずれもすべての自閉症児に共通するものとは認められていない。

自閉症児が、幼・小児期には社会的模倣行動の乏しさ、共同注視の障害（指さしで親などと対象物を共用することの乏しさなど)、また年長児では心の理論（他人の考えを理解する能力）の発達の不良さなどで示される、社会的情報を含む課題の処理に困難がある。それらの機能に関連する内側側頭葉（扁桃、海馬など）の機能障害を示唆する結果も、一部の自閉症で得られているが、これも一般化は困難である。

(2) 神経生理学的研究

自閉症には脳波異常が、成人するまでに約30%前後に、てんかん発作が約10〜20%前後に生じる。自閉症におけるてんかん発作の好発年齢帯は思春期である。また脳波発達の未熟性を指摘する報告もある。

自閉症児では、聴覚誘発反応により脳幹伝導時間の延長を認める報告が多い。皮質誘発電位および事象関連電位による諸研究にも、自閉症における情報処理過程の障害を示唆する報告がある。

(3) 生化学的研究

自閉症に共通する生化学的異常を見出そうとする研究は、とくに中枢神経アミンを対象に行われてきた。これらの研究は、脳内アミンを直接に測定することは困難なため、末梢血や神経終末のモデルとして血小板を用いてなされるなどの制約を有している。

研究されてきた多くのアミン類の中で、結果が一致しているのは、現在のところ、原因は解明されていないが、自閉症の30〜40%において血中セロトニン濃度が高値、すなわち高セロトニン血症を示すことである。しかし高セロトニン血症は、自閉症特異的な所見ではなく、中枢神経系中のセロトニン濃度の様相は明らかになっておらず、また末梢血での高濃度との関係も不明である。さらに自閉症の薬物療法の試みとして、中枢での高セロトニン濃度を想定した米国でのフェンフルラミン（fenfluramine）の治療試験およびセロトニン代謝回転の不良さを想定した日本でのテトラヒドロビオプテリン（tetrahydrobiopterin）の治療試験が、いずれも自閉症での有効性が実証されなかったことも、高セロトニン血症の病因論的意義を不明確にしている。

(4) 免疫学的研究

自閉症児（者）の一部には、神経線維を被覆する物質であるミエリンの構成蛋白への自己免疫反応を呈する例がある。また自閉症の両親は、少なくとも1つの白血球抗原（HLA）を共有する頻度が、健常児の両親に比して高く、これが胎児を母親の免疫機構から保護する機構の発達を阻害し、胎児の成熟に不利な状況を作り出す可能性を指摘するものもある。さらに自閉症児では、悪性腫瘍やウイルス感染を防衛する機構の活性が低下していることを示唆する研究もある。これらは免疫学的な問題が、自閉症を生じさせるような、胎生期における脳の成熟障害の出現に関与する可能性を示唆するものである。

(5) 画像診断学的研究

現在までのCTによる研究では、自閉症の20〜30%前後に軽度ないし中等度の非特異的な脳室拡大が見られる。しかし粗大な異常はまれであり、自閉症はCTで把握される特異的な異常は有していない。またポジトロンCTによる研究では、自閉症に特異的な所見は見出されていない。

MRI（磁気共鳴画像）による研究では、異所性灰白質や脳室拡大などの異常のある例や、小脳虫部の第ⅥおよびⅦ小葉の発育不全のある例が報告されている。しかし従来のMRIを用いた研究では、例数が少なかったり、大きな差異が対象の年齢、施行法、対照群の特徴などにあり、自閉症に一般化できる所見を見出したとは言いがたい。

(6) 神経病理学的所見

自閉症の神経病理学的所見の報告例数は少なく、それらの間にも共通性は少なく、異常を認めない報告もある。大脳辺縁系のいくつかの部分において、神経細胞のサイズの減少と、結果としての神経細胞密度の上昇を見出す報告がある。自閉症児では対照児に比して、小脳半球でのプルキンエ細胞が少ないとする報告もある。以上の所見は、自閉症児における、社会的関係の障害、言語の障害、学習の障害の存在と符合するものと理解されているが、いずれも少数例にもとづく報告であり、自閉症一般に拡大することはできない。

(7) 遺伝学的研究

双生児にもとづくFolsteinらの研究では、1人が自閉症である場合に他の1人も自閉症になる一致率は、一卵性双生児では36%で、二卵性双生児では0%であり、自閉症を含む広義の認知障害の一致率は、一卵性双生児では82%で、二卵性双生児では10%であった。自閉症が遺伝的要因によってのみ生じる障害であれば生物学的に同一の人である一卵性双生児での一致率は100%であるので、この結果は、家族性の例はあるものの、自閉症そのものが遺伝するのではなくて、自閉症発症の背景として広義の認知障害が遺伝する可能性を示唆するものである。

また、自閉症児の同胞での自閉症の出現率は3〜5%であり、一般人口の有病率である0.04〜0.1%より50〜100倍ほど高い。また、自閉症そのものではなくても、自閉症児の近親者には、さまざまな軽い発達の問題を有する者はまれではない。

以上のことは、自閉症が単一の遺伝子の異常によって生じるものでないことは明白であるが、広い意味での遺伝的要因が自閉症発症の基盤になることを示している。

(8) 染色体異常

スウェーデンの多施設での102例の自閉症についての調査では、男子では83例中13例（16%）の脆弱X症候群（fragile X syndrome）が見出されたが、19例の女子には存在しなかった。米国での多施設での調査では、183例の男子自閉症中24例（13.1%）が脆弱X症候群を有していたとされ、他の研究での対象とあわせて、614例の男子自閉症のうち47例（7.7%）が、脆弱X症候群であり、脆弱X症候群の男子のうち12.3%が自閉症を有すると報告されている。

しかし欧米に比して日本では、自閉症における脆弱X症候群の頻度は、それほど高くないことが示されている。この差異に関しては、民族差などが関与する可能性もあり、わが国の自閉症における脆弱X症候群の意義については、さらに検討が必要である。

(9) 自閉症と他の障害の合併

自閉症は症候群であり、他の身体的疾患などに合併しうるものである。これまで症例報告がなされたものは、フェニルケトン尿症、ダウン症候群、ヒスチジン血症、乳酸血症、ドゥシャンヌ型進行性筋ジストロフィー症、メビウス症候群、神経線維腫症、結節性硬化症、ソトス症候群など多数あるが、その数は今後さらに増加すると思われる。しかし、それらの障害が一部の個体で、自閉症状の出現とどのように関係するのかは不明である。

(10) 病態モデル

自閉症の病態をさまざまな水準から統合的に理解するた

めに、いくつかの病態モデルが提出されている。DeLongは、自閉症と成人のKlüver-Bucy症候群およびKorsakoff症候群との類似性と、側頭葉の記憶機能は各半球に特異的で、皮質の障害がない限り他側には伝えられないという知見にもとづいて、自閉症は左側内側側頭葉の記憶や統合学習機能が、右側によって肩代わりされずに障害されており、重症のものでは右側の障害も伴うと主張した。多くの自閉症候群は、側頭葉の両側性の機能障害を含む神経学的モデルにもっともよく符合するという見解もある。

Damasioらは、自閉症の行動と成人の神経疾患との類似性から、自閉症はさまざまな原因によって、前頭および側頭葉に位置する"the ring of mesolimbic cortex"、新線条体および視床の前および内側核群を含む両側の神経系統の機能障害が生じ、それより由来する症候群という考えを提出している。Ornitzは自閉症の症状は、脳幹とそれに関連した間脳の行動系の機能障害と、それらに対するより高次の神経機構からの修飾によって、もっともよく説明できるとしている。瀬川は睡眠覚醒リズムの障害の検討より、縫線核の障害（機能低下）の存在を自閉症の基本的な障害と想定した。

Ciaranelloらは脳の解剖学的発生を検討し、自閉症はニューロンの移動が終り、それらの間の連絡が形成され始める段階で、それがいくつかの部位で障害されて生じるという仮説を提出した。

さまざまな次元の見解が提出されているが、自閉症の障害の広汎性を考えると、皮質のみならず脳幹など、より広範な脳の部分を含む障害の存在を想定することが、現時点では最も妥当なことと思われる。すなわち自閉症の脳障害は、脳実質の破壊を伴うような重篤なものではないとしても、左右半球を含む両側性のものと思われる。しかし脳の各部位間の複雑な連携を考えると、大脳皮質の障害が一次的なものである必要はない。同様な状態は、皮質下あるいは脳幹の障害でも生じ得る。脳幹の障害によって直接に、あるいはそれらと連絡を有する皮質の部位が機能障害におち入ることによって、二次的に自閉的症候を呈する脳機能障害が出現すると考えられる。時に明瞭な局所的な脳障害を有する例が認められても、それはその例に限られた所見であることが多く、自閉症一般に共通する異常とは考えにくい。

しかし自閉症は、病因論的にはさまざまに異なった状態を含んでおり、ある次元の脳機能障害のモデルで統一的に説明できるものは、その１下位群であると考えるのが妥当である。さらに同様な共通する脳機能障害を有する１群の自閉スペクトラム症においても、素因、産科的異常、感染、代謝異常、染色体異常（脆弱Ｘ症候群）などの多様な原因的因子の組み合わせは、個々の例でさまざまに異なっている可能性がある。

さらに自閉症の状態は、個々の例でその重症度さらに予後などが、かなり異なっている。子どもには自然の発達による変化があり、とくに軽症の非定型自閉症の例では、ある時期にはたしかに自閉症状を生じさせるような脳機能障害が存在したとしても、それは固定的なものではなく、幸運な場合にはかなりの程度に改善する可能性をもっている。

2. アスペルガー症候群

アスペルガー症候群（AS）に関する生物学的研究は、まだ決定的な結果は得られていないが、症例報告を中心に、近年、徐々にその数を増している。

ASでの脳機能障害を示唆するいくつかの報告がある。Wingは、産科的異常の頻度の低くないことを指摘した。Burgoineらは、ASを呈した男子の3つ子例を報告し、胎生期から出生後早期までに産科的問題の、重症度と認知障害および行動症候の程度に関連のある傾向を認め、遺伝的要因と後天的要因の関与の可能性を示唆し、あわせて自閉症とASの連続性を示唆した。Rickarbyらも胎生・新生児期の異常の関与を指摘した。

てんかんの合併率は、ASでは自閉症よりはるかに低い。知的障害レベルの症例を含む比較的幅広いASの診断基準により、Gillbergは、ASと自閉症での脳波異常の頻度をそれぞれ29%（6/21例）および55%（12/22例）、てんかんの頻度を、4%（1/23例）および22%（5/23例）と報告した。

Miles らは、アミノ酸尿症を有する AS の 1 例を報告した。Carpenter らは、高セロトニン血症による血管狭窄が関係すると想定される肢端チアノーゼを合併した AS の 3 例を報告した。Tantam らは、マルファン症候群を合併した AS の 3 例を報告し、これらの症例では脳正中部構造の発達が障害されるために AS の症候を呈する可能性を示唆した。

Kerbeshian らは、トゥレット症候群を合併した 3 例の AS を報告し、AS とトゥレット症候群の合併がまれでない可能性を指摘した。Littlejohns らは、興奮と攻撃的行動に奏効したハロペリドールの中止後からトゥレット様のチック症状を呈した 1 例を報告した。また Berthier らは、年齢を釣り合わせた 7 例のトゥレット症候群を合併した AS と AS を合併しない 9 例のトゥレット症候群で、MRI および神経心理学的所見を比較し、トゥレット症候群合併 AS 群では、前頭葉皮質下系の障害が存在する可能性を示唆した。

より直接的に、AS での大脳の形態学的および機能的異常を示唆する報告もある。Mnukhin らは、自閉的精神病質の基礎に脳幹部を含む皮質下の障害の関与を示唆した。Jones らは、CT で左側頭葉の low density と左側頭極萎縮を示す 1 例を報告した。Berthier らは、Kleine-Levin 症候群を合併した 2 例の AS を報告したが、その 1 例は

MRIで左側脳室後角の拡大と左頭頂後頭葉皮質での微小脳回を示した。Davidらは、CTで脳梁のspleniumに脂肪腫が存在したASの1例を報告している。McKelveyらは、3例のASのSPECTによる検討から、ASは、右半球機能の障害を有する可能性を示唆した。Rajaらは、神経原性尿崩症を合併したASの1例を報告し、両者の合併に対する下垂体抗利尿ホルモン分泌欠如の意義を示唆した。

さらにPDDと気分障害の関連は、最近注目されており、ASの近親者での気分障害の頻度の高さが指摘されている。また精神病的状態との関係も検討されている。これらの併発症も、AS概念が臨床現場に浸透することによって、より多く見出され、ASの病因・病態理解の進展に貢献することが予想される。

しかしこれまでの研究は、少数例にもとづいたもののみであり、ASに特異的な所見が得られているとは言いがたい。このことは他のPDDの病因研究についても該当することである。従来の研究結果を総括すれば、ASは病因不明だが、素因的要素に胎生期から周産期までの多くの要因が重なって生じる障害であり、自閉症に比べて脳障害的要素はより少なく、素因的要素がより大であると思われる。

3. 小児期崩壊性障害

小児期崩壊性障害の病因は不明である。筆者らの研究では、自閉症に比しててんかんの頻度が高かったが、小児期崩壊性障害の原因は、単一ではなく、脆弱性を有する個体に、多くの因子が作用して、精神発達の退行が生じると考えることが妥当であろう。病因的意義は不明であるが心理社会的ストレスが退行に先行する例が多い。

4. レット症候群

女児にのみ生じる単一遺伝子疾患である。乳児期から早幼児期にかけての正常な発達の後に精神・運動発達の退行が生じ、歩行の障害、手もみ様の常同行動などが出現し、言葉のある例では言葉を失い、重篤な知的障害の状態となるが、自閉症状は比較的軽く一過性で生命予後には大きな影響がない。

通常、胎生期と周生期には異常が認められず、発達退行の生じる時期には個人差があるが、ほぼ生後6ヵ月から1年半くらいまでの間の精神運動発達は正常である。言語を有していた例では、言葉を失うことが目立った早期の退行の徴候となるが、より早く発症する例では、運動発達の速度の低下あるいは停止がより目立った早期の徴候となる。

歩行の障害も出現するようになり、過呼吸などの呼吸の異常が出現することがある。またてんかん発作の出現する例もある。身体的な成長は遅滞し、また頭囲の成長も鈍り次第に小頭傾向が出現する。

5. その他の広汎性発達障害

Fisherらは、DSM-IIIの非定型広汎性発達障害の36例のうちの25例（71%）で病因の推定を行い、非進行性脳症6例、未熟産4例、多発先天奇形3例、フェニルケトン尿症3例、先天風疹症候群3例、脆弱X症候群1例、髄膜炎2例、脳梁欠損1例、Albright家族性骨異栄養症1例、神経線維腫症1例、結節硬化症1例を報告し、病因が推定できる例は自閉症より高率であったと報告している。また脳波異常は36例中17例（47.2%）に見られ、自閉症の21例中12例（57.1%）と同頻度であったと述べている。

家族歴については、Fisherらは、家族歴が確認された59家族のうち26家族（44.0%）で産科的異常、神経疾患および精神障害の家族歴があり、非定型自閉症は44%、自閉症は42%と差はなく、知的障害、感情障害、アルコール依存が主なものであったと報告している。

Gillbergら（1983）は、CTを用いた研究で粗大な異常を、9例の自閉症以外のその他の精神病（その他の広汎性発達障害に相当）のうち2例（22.2%）に、27例の自閉症のうち7例（26.0%）に見出した。彼らはまた、右後頭葉の突出が、その他の精神病群で自閉症より目立つことを指摘した。

第６章　療育

療育は治療教育（Remedial Education）の略称であり、原因にもとづく治療法がない広汎性発達障害の治療的対応においては、もっとも重要な方法である。その基本的方法は、保育的および教育的方法を用いて、自閉スペクトラム症の基本的な障害である、① 対人関係の障害、② コミュニケーションの障害および ③ こだわりを軽減させ、自閉スペクトラム症を有する子どもの発達と適応を向上させようとする試みである。また療育は対象児の脳の成熟的変化がもっとも活発に進行する時期に行われることが大切であり、その意味で幼児期が中心的な対象の時期になるが、幼児期ほどではないが成熟的変化が生じうるその後の小児期においても意義がある。以下には療育を幼児期と小児期に分けて述べる。

1. 幼児期の療育

人は生まれたときに成人と同様の数の脳細胞を有しており、その後に脳細胞の数が増えることはない。しかし脳細胞の数はそろっていても、脳細胞が孤立した状態では脳の本来の機能は発揮されない。幼児がさまざまなことを知り、理解し、活動し、適応していく発達過程は、脳細胞から出ている神経線維（軸索と樹状突起）が他の脳細胞と連結され、脳細胞のネットワークが形成されることによって、脳の本来の機能が発揮され、発達的変化が生じてくるのである。この神経細胞のネットワーク形成も単純に複雑となるのではなくて、不必要な連結は切り取られ、整然とした意味あるネットワークが形成されていくのである。自閉スペクトラム症の脳内の異常の様相は解明されていないが、脳の成熟障害があることによって自閉症状（対人関係の障害、コミュニケーションの障害、こだわり）および他の併発症状（知的障害など）が出現して、発達の困難性が生じると考えることができる。しかし自閉スペクトラム症児でも幼児期には活発な脳の成熟的変化は生じているのである。

多くの療育方法は、とくに脳の発達的変化を促すことを意図して開発された体系ではないが、意義ある療育的関わりは、自閉スペクトラム症を有する幼児に対して、脳の成熟的変化を基盤として、望ましい発達的変化を生じさせる試みと考えることができる。本稿は、特定の療育方法の解説を行うものではなく、幼児期の療育の原則的方法とそれらの意義を述べることを目的としている。

(1) 早期に状態を把握することの重要性

脳の成熟障害が基盤にあることを考えれば、療育的対応は可能な限り早期から行うことが重要である。自閉スペクトラム症の診断が何歳くらいから可能かについては、はっきりとした時期についてはわかっていないが、早期兆候の研究からは、1歳以前から可能な場合があるとされている。その早期兆候とは、呼名に反応しないこと、人に対する関心が乏しく、機械的な物への執着の強いことなどがあげられている。これらの特徴は、より重症な例で明確であり、軽症例では不明確であると考えられている。しかしほとんどの自閉スペクトラム症では1歳半頃までには確定診断やその下位診断は困難であるとしても、自閉的な特徴は、経験ある専門家からは把握されることになる。療育の開始は、自閉的な特徴があれば開始すべきであり、確定診断はその後となっても問題はない。

(2) 療育グループへの参加

自閉的な特徴が把握されたら、その子どもにとって通いやすい地域の療育グループに参加することが大切である。現在のわが国では、市レベルの自治体では、療育センターなどの名称で、自閉スペクトラム症児を含む発達障害児の療育を行っている機関がある。また地域の発達障害支援センターにもそのような療育グループがある場合があり、紹介などをしてくれる。さらに民間の療育グループなども利用できる。

幼児にとって遊びは認知発達を促す活動でもあり、コミュニケーション能力を向上させるためにも重要な活動である。療育グループの機能は、小グループで発達障害を有する幼児に対して、他の子どもや職員との関わりを、遊びを通して励ましていくことが中心であり、それ以外にも必要に応じて個別の対応などのサービスがある。これらの活動に参加することを通して、自閉スペクトラム症を有する幼児が、徐々に人との関わりを向上させ、要求の表現を向上させ、我慢し指示に従うような行動がとれるようになるようにし、自閉的な特徴を減弱させ、より自然な幼児の発達が進行できるように働きかけていくことが療育の目的である。

このような試みがもし速やかに開始されず、適切な関わりがなされない事態が続くとすると、予想されることは、その子どもの自閉的症状の改善が遅れ、知的発達にも好ましくない状況が生じる可能性がある。その理由は、自閉スペクトラム症児は自分から人と関わっていく能力が不十分なので、適切な対人的関わりを励ましていく働きかけがなされないでいると、おそらく対人関係の障害の改善は遅れることになると思われる。また人との関わりの中で、獲得されていくコミュニケーション能力の障害も改善が遅れていくことが予想される。さらに自閉スペクトラム症児では、限局的な興味に没頭し、それによって他の子どもや大人との関わりを好まない傾向があるが、そのような傾向が助長され、より自閉的な一人遊びの世界に没頭させてしまう危険性がある。

個人的な体験として“最近は重い自閉症児にはあまりめぐり合わない”ということをだいぶ以前から聞くことがあ

った。その理由は主に2つのことがあると思う。第一には、自閉スペクトラム症とその単位障害の早期発見方法や体制が進歩して、従来なら見逃されてきた軽症の自閉スペクトラム症が適切に把握されるようになったことである。第二には第一のことと関連はあるが、自閉スペクトラム症がより早期に診断されるようになった結果、早期に療育場面に導入される子どもが増え、結果として、それらの子どもの自閉症状が軽減し、良好な発達的変化が生じる可能性が高まったことである。言いかえれば、適切な対応がなされずに症状が変化しないままで取り残されている子どもが減っている可能性があるからである。これらのことは、早期の診断と速やかな療育への導入の重要性を示唆するものである。

(3) 健常児集団の療育的意義

健常児集団すなわち幼稚園と保育園は、自閉スペクトラム症児にとっては重要な療育の場である。もちろん幼稚園と保育園は、療育の専門機関ではないが、自閉スペクトラム症児にとっては、健常児と関わる経験は発達のために重要である。教師や保育士に仲介されながら健常児と遊ぶことによって、遊びを覚えたり、言葉を覚えたりということは大切である。もちろん健常児といっても幼児の場合は障害を持った子どものことを配慮した関わりを持つことはできにくい。場合によってはケンカになったりすることもある。しかし他の子どもと一緒に関わることのルールを覚えたり、順番を待ったり、我慢をしたりなどの経験は、自閉スペクトラム症を有する子どもの社会性や適応性の向上に役立つ。また教師や保育士によって、他児との関わりがとりやすいように働きかけてもらうことも大切なことである。多動なことの多い自閉スペクトラム症児が、行動コントロールができるようになるために、園での生活から得るものは大きい。

教師や保育士の役割として期待されることは沢山のことがある。自閉スペクトラム症児は、他の子どもと関わることができにくいが、せっかく健常児集団に参加しているので、一人遊びに集中させずに教師や保育士が他児との関わりを励まし、仲介的な役割を果たすことは重要である。またどうしても他児と遊ぶことができにくい子どもでは、教師や保育士が関わってあげることが必要である。こだわりの強い自閉スペクトラム症児は不慣れなことをすることを嫌がる傾向が強い。しかし根気のよい関わりを続けることによって徐々に不慣れなことにもやれるようになる。このことは、自閉スペクトラム症児が健常児集団で、よい発達的刺激を得ていくためには重要な手がかりとなる。その結果として、教師・保育士との関わりから、徐々に幼児集団に参加するようになり、子どもの発達も関係するが、遊びの範囲が広がりレベルも向上していく。

健常児集団として幼稚園がよいのか保育園がよいのかと

いうことは、ご両親からよく聞かれることである。自閉スペクトラム症児にとってどちらの集団がより適しているということは言えない。幼稚園は3歳にならないと入れず、保育園は0歳児からでも入園できるという違いはあり、保育園に入園するには通常は母親が働いているなど、子どもの養育をできにくいという状況が多くの場合、求められるという差異はある。それらのことは子どもの家庭の事情に関係していることであり、どちらが子どものために重要かということの判断基準にはならない。

入園に際して考慮すべきことは、一般に自閉スペクトラム症児ではより構造化された環境、すなわち教師・保育士が子どもの特性を把握し、より積極的に関わりながら教育・保育を行っていくようなところのほうが、行動の安定化や療育的効果が出やすい。その対極として、自由保育的な対応をしている幼稚園や保育園は、自閉スペクトラム症児の療育の場としては、より不適切である。自閉スペクトラム症児は働きかけや課題や生活の流れが明確である環境でより安定して行動し、指示にも従いやすく、したがって発達刺激も得やすく行動も安定する。自由保育的環境は、健常児にとっては自由に考えて行動できることで成長できる場である。しかし自分で考えて行動することの困難な自閉スペクトラム症児は、教師・保育士が積極的に関与することのない自由保育的環境では、何をしてよいかがわからず、不安定となり、場合によってはパニックを生じることがある。また自分からは他児との関わりがうまくいかず、一人遊びに没頭するようになり、結果として自閉的傾向が助長される可能性もある。

幼稚園は教育機関であり、幼稚園によっては学習的な活動を熱心に取り組んでいるところがある。子どもの発達レベルにもよるが、小学校受験を重要な目標にしている幼稚園は、自閉スペクトラム症児の療育の場としては適切ではない。

人数の多い園と少人数の園のいずれかがよいかということも悩まれることがある。しかしクラスや園全体の集団の人数の多い少ないは、とくに重要なことではない。あくまでもどのような指導がなされているかが大切な判断基準である。

多くの園では、同時期に数人の障害を持つ子どもを受け入れることとなった場合、自治体に申請して、教師・保育士を増員する、いわゆる加配の制度を利用する。その際は、その必要性を示すために親御さんに、子どもの状態を説明する診断書を医師から記載してもらい提出することが依頼される。このことによって発達障害を有する子どもの園での活動をサポートする体制が充実することになる。

(4) 家庭での関わりの意義

自閉スペクトラム症児にとって、家庭での適切な関わりは重要である。もちろん専門家ではない親にとっては、どの様な関わりを持つべきかがわかりにくいことと、人との関わりをあまり好まない自閉スペクトラム症児に対する関わりの難しさから、家庭での関わりに困難を感じることは少なくない。一般に幼児にとっては、親との遊びの中でイメージを浮かべたり考えたりする活動が刺激され、遊びの状況にあった言葉かけを受けることによって言葉を理解し覚えていく。幼児にとって親などと遊ぶことは勉強そのものであるといってよい。

したがって自閉スペクトラム症児の親には、子どもと遊びを介してよく関わる努力をすることが勧められる。しかし自閉スペクトラム症児は関わられることを好まない傾向があり、自分の執着する遊びから離れたがらないことがある。このため関わろうとする保護者の努力はすぐには報われないことが少なくない。しかし根気よく関わる努力を続けていると、子どもの発達的変化も関係して、徐々に子どもからの反応が見られるようになることが通例である。すなわち、関わりに対する抵抗が減少し、視線がよりよく合うようになる、保護者に関わりを求めるような行動が出てくるなどである。

子どもと保護者が行う遊びとしては、子どもの発達レベルにもよるが、まずは子どもの興味を引く行動を親が行い模倣を誘うことである。その遊びとしては手遊びであるとか、幼児が興味を持つような玩具を子どもの前で操作して、それを子どもに手渡すなどして同様な遊びを誘うなどのことがある。また直接親の関わりでは模倣をあまりしない子どもでは、テレビの幼児番組の遊戯などを一緒に見ながら親がそれらの遊戯の模倣を並行して行うことなどの活動が勧められる。自閉的な子どもでは、眼前で見た他人の活動をすぐに真似すること（即時模倣）はできにくい場合が多い。しかし保護者が根気よくそのような働きかけをすることで、徐々に子どもの側からの模倣行動も出現するようになることがある。またその場で真似はしなくても、後になって別の場所で、一人でその行動を行うことは珍しくない。そのような行動は遅延模倣といわれるが、自閉的な子どもでは即時模倣よりは出現しやすいものであり、遅延模倣が出るようになると徐々に即時模倣も出てくることがある。

2. 就学

(1) 就学先

発達障害、とくに自閉スペクトラム症を有する子どもの親にとって、小学校をどのように選択していくかは大きな問題である。わが国の現在の教育体制では、① 小学校普通学級、② 小学校特別支援学級、③ 特別支援学校小学部の3つが選択肢となる。また ① の小学校普通学級に入学する場合も、普通学級のみで教育を受ける場合と普通学級のみでは支援が十分に得られない子どもでは週1ほど特別支援教室やことばの教室に通って、必要な支援を受ける通級制を利用する場合がある。

(2) 就学相談

就学にあたっては、発達に課題のある子どもの親に対しては、地域の教育委員会のサービス事業として就学相談の制度がある。具体的な運用は地域によって多少の違いがあるが、基本的には来年度の就学が予定される発達に課題のある子どもとその親に対して、教育の専門家が主な構成員である委員会が子どもの状態を見て（通常、知能検査が行われる）、両親の希望を聞き、最終的には判定という形でどのような教育的処遇がよいかを文書で保護者宛に連絡がなされる。しかしその結果はあくまでも教育委員会からの助言であり、親がその判定に従わなければならないわけではない。

子どもの就学について、両親の希望と就学相談の結果が一致していれば、子どもの就学先は問題なく決まる。しかし両親の希望と教育委員会の判定結果が異なることはまれなことではない。この場合、大部分は保護者の希望が普通学級であるが判定が特別支援学級あるいは特別支援学校となっている場合であり、保護者の希望は特別支援学級で判定が特別支援学校となっている場合も、より少ないがある。発達に課題のある子どもの就学についての最終的な判断は、保護者の希望を優先してなされることが文部科学省によって勧められていることであり、保護者と教育委員会の判定が異なった場合は話し合いが継続されるが、保護者の希望が最終的には尊重される形で就学先が決定されることが通例である。

(3) 発達レベル

就学について保護者が悩むことの多い子どもは、境界知能（IQ = 71〜84）を併発する子どもである。そのような自閉的な子どもの場合、特別支援学級が就学相談では勧められる場合が多い。しかし行動障害（こだわりに関係した行動の問題や多動性・衝動性など）が軽度の自閉的な子どもであれば、普通学級に入ることが勧められる。この場合、就学相談の判定をとらず保護者の希望で普通学級に入ることになるので通級制度が利用しにくくなることがある。そうであってもそのような子どもに普通学級からのスタートを勧めるのには以下のような理由がある。

第一に小学校低学年の間に知的発達が向上し、行動的にもより安定して適応的になっていく自閉症児は少なくないことである。第二には特別支援学級に入ってから発達経過が良好となっても、特別支援学級の在籍期間が長いと普通学級の授業の積み重ねがないため、普通学級に移行した際の学習の困難が大きくなるからであり、普通学級から特別支援学級に移ることは比較的容易であることである。普通学級と特別支援学級の交流は地域によって事情が異なるが、発達に課題のある子どもでも、その子どもが取り組める普通学級の授業は普通学級に参加して受けることが望ましい。発達経過がよければ普通学級での教育を受けることを続け、発達経過が良好でなければ特別支援学級に転級することを考慮することとなる。特別支援学級に変わることを考えるきっかけは、普通学級での学習が困難となり子ども自身が登校を嫌がるようになることである。算数や国語などの学習は困難になっても子どもが楽しめる授業があり、友人関係がよく担任の受け入れがよく、学習の困難性はあっても子どもが通学を嫌がっていないのであれば転級は勧められない。そのような状態で小学校普通学級を卒業する子どもでは、中学校については、小学6年生の時点で教育相談を受けることが勧められる。

3. 学童期の療育

学童期の療育については、その子どもの発達および行動の状態によって療育的処遇が異なる。

(1) 学校外での学習のサポート

普通学級に入学した自閉的な子どもでは、正常知能であり目立った行動障害のない子どもでは、学習面でのサポートが必要になることがある。そのような子どもで不注意症状が存在している場合、クラスで着席はできていても先生の話に集中できず、授業の内容が十分に把握できず、学習効率が低下する。不注意が目立つようであれば、席は最前列にしてもらい、一斉指示は聞きのがす可能性が高いので再度個別に指示をしてもらうなどの配慮が必要である。また忘れ物対策も必要となる。しかし不注意症状の目立つ自閉的な子どもでは普通学級の中での担任の努力では限界があり、学校外での学習の補助が必要となる。その場合、主要な教科である算数と国語に絞って、事情を話し、塾などで個別指導を受けることが望ましい（少人数指導や個別といっても他児のいる部屋の中での個別指導では他児の行動が撹乱刺激となるので個室での個別指導がよい）。また小学校低学年であれば保護者がその日の学習のおさらいをしてあげるなどのことも役に立つ。

(2) 療育機関での対応

また多くは民間の療育機関では、普通学級や特別支援学級・学校に通っている子どもに対して、必要な療育的な対応をしているところがある。その内容は、学習能力を中心とした認知機能の向上を目指す対応、対人関係の改善を中心としたソーシャルスキルの向上を目指す対応、攻撃的行動、多動性・衝動性などに対しての行動コントロールを目指す対応などがある。

(3) 児童デイサービス

学童期の児童デイサービスは、学校に通う時間以外の時間帯に子どもを預かるものである。子どもにとっては異なった年齢の子どもたちと接する機会になり、児童デイサービスの職員の努力で一定の療育的な活動がなされているところも多い。

(4) 学童保育

学童保育は親が働いていて、小学校が終わって帰宅しても子どもを世話する人がいない家庭の子どもを親が仕事を終えて迎えにくるまで預かる制度で、多くは教員資格を有する指導員の世話で対象となる小学生が放課後に過ごす場所で、学童クラブと称されている。

対象の子どもの通学している小学校に近接して学童クラブがあれば通いやすいが、そうでない場合は子どもの通っている学校から学童クラブまで子どもを送る必要がある。とくに知的障害があり一人で通えない子どもでは、障害者自立支援法によって設置される制度である移動支援（ガイドヘルプ）の支援員（ヘルパー）が子どもを送ることになる。

学童保育自体は障害児へのサービスに特化したものではなく、学習をする場でもないが、自閉的な子どもにとっては指導員の指導のもと、同年齢だけでない他の子どもたちと関わる機会が得られるという点では療育的意義のある場所でもある。とくに特別支援学級や特別支援学校に通っていて、健常児との関わりの機会の少ない子どもにとっては、健常児と関わることのできる場所としての意義がある。

4. 療育の効果

(1) 比較法

療育の効果を厳密に検討することは難しい。薬物の場合では、外見が区別できないように作った効果を見たい薬とそれと効果を比較する対照薬（効果をもたない無害な物質のこともある）を処方する医師もどちらを処方しているのかわからないようにして、治療試験に協力を得られた対象者に処方し、効果を一定期間ごとに効果を測定する尺度で測り、最終的に両群を比較して効果を見たい薬が意味ある差をもって対照薬より有効であるか否かを検討することがもっとも厳密な効果測定法である。この方法は治療効果の評価に評価者の偏りが影響しないようにするもっともよい方法である。

それと同じ効果測定法が療育効果の検討には適用できないことは明白である。2つの異なった療育法を比較する場合は、比較する2つの児童の群を設定できても、どちらの療育法が適用されているかは明白であり、評価者がどちらの療育法が適用されているかがわからないようにして療育効果を評価することは不可能である。

実際に可能なもっとも厳密な療育効果の比較法は、比較すべき2つの方法をまず決定して、療育を希望する子どもが専門機関を受診した場合、無作為的に子どもを２つの療育グループのいずれかに導入することである。その場合、いくつかの方法があるが、比較研究を開始したあと最初に受診した子どもを第１グループに導入し、次に受診した子どもを第２グループに導入するようにして、受診順が奇数の場合は第１グループとし偶数の場合には第２グループとしていくことが考えられる。そして一定数の２つのグループを一定期間、それぞれの療育を体験してもらい、適切な間隔で療育効果を測定し比較することになる。

(2) 比較すべき期間と項目

療育効果を比較する場合、適切な期間を設定する必要がある。それに決まった基準があるわけではないが、子どもの発達的変化を見るわけであるので、あまりにも短い期間は変化が生じにくいので適当ではなく、あまりにも長い期間は自然の成長的な変化との分離が困難となるという問題点がある。また療育法によっても適切な期間がありうるが、通常は半年から１年くらいの期間が適切と思われる。

比較すべき項目も療育法が目的とすることによって異なるが、必要なものとしては、大別して２つあり、第一には発達的変化を測定するための発達検査や知能検査であり、第二には行動の変化を測定するための行動評価尺度である。発達検査や知能検査は信頼性（異なる評価者が測定しても一定した測定値が得られる程度）と妥当性（その尺度が測定すべき特性を測定できている程度）が確立し、標準化（子どもの母集団での測定値の分布が明らかになっていること）がなされた尺度が利用できる。しかし行動評価尺度については、標準化までなされている必要はないが、信頼性と妥当性が証明された尺度を用いることが必要である（わが国では米国で信頼性と妥当性が証明された尺度の邦訳版がよく用いられるが、米国の信頼性と妥当性の根拠は、邦訳版には適用されず、邦訳版は米国版とは別の尺度として独自に信頼性・妥当性が証明されていることが研究などに使用されるためには必要である。しかし往々にしてそれらが不明な邦訳版が市販されていることには注意が必要である）。

(3) 療育効果に関する研究の結果

自閉的な子どもたちへの療育法については、さまざまなものが歴史的に試みられてきた。現在でも行われている療育法は、大別して、① 行動療法的方向付けをもったもの、② 認知発達を促すことを目的としたもの、③ 心理療法的な方向付けをもったもの、④ 感覚統合的方向付けをもったものがある。それらのどれが優れているのかということは、きちんとした研究で解明されているわけではない。療育効果が科学的に検討されるべきではあるが、療育は経験によって積み重ねられてきたものであり、その効果を統計的に分析・比較することにはなじまない部分がある。

これまでに行われてきた療育効果に対する実証的研究の結果をまとめてみると、自閉的な子どもの状態の適切な理解にもとづいた療育的な対応を受けた群と通常の保育的な対応を受けた群を比較して、前者で後者より子どもの発達と行動により好ましい変化が生じたということであり、特定の療育法が他法より優れていたという研究はない。

歴史的には、自閉的な子どもの状態の誤った理解にもとづいた、科学的根拠の乏しい療育がなされてきた時代がある。しかし現在では、それらのような療育法はきちんとした療育機関では行われることはない。現行の適切な自閉的障害の理解に立脚した療育法は、それぞれに意義があると考えることがよいと思われる。しかし、それぞれの療育法の対象としている状態は異なっているので、それを理解したうえで、対象の子どもにより適切な療育法を選択することがよい。

(4) 療育法の選択

筆者は認知発達を促す方向付けをもった方法と行動療法的な方向付けをもった方法がとくに重要性が高いと感じている。ただそれらのいずれかの方法に厳格に従うのがよいのではなく、それらを中心に他の方法も含めて、多くの妥当な方法を柔軟に折衷させて個々の子どもに適用されることが実際的であると思う。自閉的な子どもにとっては、認知能力を向上させる取り組みは、学業を行っていくためには必要である。また多動性、衝動性、攻撃的傾向などの行動障害は認知能力の向上を目指す関わりで改善させようとすることはできず、適切な行動療法的な関わりも必要となる。さらに比較的精神発達の良好な年長の自閉的な子どもでは、心理療法的な関わりが有用なことがある。自閉的な子どもでは、粗大な神経学的障害や運動機能障害が併発することはまれであるが、不器用さとか運動の拙劣さなどの協調運動の障害を併発することはまれでない。それらの協調運動の障害が日常生活での支障となるのであれば、それらの改善のためには感覚統合的な療育が有用である。また一般的にはスイミングや体操などの運動トレーニングも有用である。

第７章　行動障害

1. 行動障害とは

行動障害とは、障害を有する子どもや成人の呈する、養育、療育、教育、支援に支障をきたす多彩な行動を総称する。行動障害は自閉的な障害に限られた問題ではないが、自閉的な人に、そうでない人よりも出現しやすい傾向がある。行動障害の出現は、自閉的な人の家庭、学校、施設等での適応を妨げ、彼らを養育、支援する人たちに大きな負担を生じることとなる。

2. 行動障害の内容

(1) 攻撃的行動

他害行動ともいわれ、他人（家人、友人、教員、支援職員、通りがかりの人など）に対して、髪の毛をひっぱる、ひっかく、咬みつく、唾を吐きかける、叩く、殴る、突き飛ばす、押し倒す、蹴とばす、物を投げつけるなどの行為を行うことである。

原因あるいはきっかけがあることもあるし、そうでないこともある。原因がある場合は、思い通りにならなかったり、予期しない事態が生じた場合（急な予定の変更、学校・施設で教員・職員の異動や生徒・利用者の一部が変わったり、作業・課題の内容・やり方が変わったりなど)、勝ち負けにこだわる人では負けてしまった場合などがある。原因が不明の場合もある。そのようなことは、その場に関係ない過去の嫌な記憶を思い出して、それに反応していることもある。聴覚過敏がある人では、周囲の人が認知できないような小さな苦手な音に反応して生じることもある。

対応としては、生じてしまった攻撃的行動は、被害を少なくするために、その人から離れるなどのことが必要である。可能であれば暴れている人を別室に誘導し、興奮がおさまるまでそこにいてもらうことがよい。幼小児であれば対応はより容易であるが、思春期や青年期の人であると体力もあり、力も強いのでそれらの対応はうまくいかないこともある。そのような場合は、被害を受けないようにまわりの人が逃げることがもっとも適切である。

予防的な対応としては原因がわかる場合は、それらに対処することがよい。たとえば予期しない事態が生じると、攻撃的行動が出現する場合は、その人が苦手とする状況を避けるのがよく、避けることができにくい場合は、前もってそのようなことに遭遇することを伝えておくことがよい。嫌なことでももっとも反応が大きくなるのは、不意にそれらに直面する場合が多いので、嫌なことでも前もって言っておくと反応の程度が軽くなることはよくある。ただし、心配性な人ではあまり前から嫌なことに直面することを告げられると、それまで何回も何回も繰り返してそのことをたずねてくることがあるので、そのような場合は、直前に言うことがよい。

(2) 自傷

自傷は自分を傷つける行動である。その内容は多彩で、自分の頭を壁や床に打ちつける、自分の頭や顔面を手や拳で叩く、自分の指や手や腕を噛む、自分の体にできた傷を触ったり、治りかけの傷を触ったりかさぶたをはがして傷を悪化させる、ジャンプして飛び降りるときに床に膝を打ちつける、などのことがある。

攻撃的行動と同じように原因がわかる場合とそうでない場合がある。原因がある場合は、嫌なことがあった、思い通りにならなかったなどの場合が多い。原因がわからない場合は、嫌なことを思い出した場合などのことがある。

自傷と攻撃的行動は、それを呈する自閉症児の発達が関係している傾向がある。すなわち発達が幼い段階では自傷が出現し、発達がより良好となると、物にあたったり、攻撃的な行動がでる傾向がある。また発達の幼い自閉症児のグループとより発達の良好な自閉症児のグループを比較すると前者で自傷がより多く、後者では攻撃的行動が多い傾向がある。

対応は、軽い自傷で自分の体に傷ができるほどのものでなければ、静観したほうがよい。ひとしきり行うとストレスを発散できるのでおさまることが多い。無理に止めようとすると逆上してかえって自傷が強くなることがある。強い自傷は身体に傷をつけるので止める行動をとらざるを得ない。幼児であれば抱きかかえて手などを抑え、自分の体を傷つけることを止めることを試みる。しばらく抑えていると、子どもは抵抗するが、そのうちにストレスを解消することにつながるのか穏やかになっておさまる。年長児や思春期の子どもではそのような対応はできず、また身体へのダメージも大きくなるので対応は困難となる。物理的に対応する場合は、たとえば顔面や頭部への殴打によって出血し、腫脹を呈する場合は、ヘッドギア、フルフェースのヘルメットの着用が必要となる。また抗精神病薬による薬物療法もこのレベルでは必要となる。

(3) パニック

パニックは本人のコントロールが不可能な程度の激しいかんしゃくあるいは興奮状態である。きっかけとなることは、本人にとって不快なことが不意に生じる場合が多い。それらは、思い通りにいかなかった、予定が変更された、勝負に負けた、通いなれた集団での職員の異動や新しい仲間の参加、親しい仲間の転出、感覚過敏のある子どもでは、苦手な間隔刺激（泣き声、怒り声、特定の機械音など）にさらされるなどがある。それらの本人にとっては耐え難い体験をきっかけに、泣きわめいたり、転げまわったり、走り回ったり、周囲の人に攻撃的な行動を示したり、自傷が出現したりする。持続時間は数分くらいからかなりの長時間までにわたるが、同一の子どもでも、そのきっかけとなる刺激の強さによって持続時間が異なる。パニックは、一般に、こだわりの強い自閉的な人に生じやすい。

パニックの対応としては、それが起こるきっかけがわかっている場合は、そのような状況を避けることがある。しかし避けがたいものもあるので、その場合は苦手な状況に遭遇する可能性があることを前もって伝えておくことが、生じたとしてもパニックの軽減に役立つことがある（少数の子どもではかえって不安を強めて逆効果となることもある）。パニックとなるきっかけが不明の場合もある。それは本人が過去の不快な体験を思い出すことや、過去の嫌な体験がフラッシュバックし、それに反応してパニックを生じる場合が多い。自閉的な人は記憶力が思考力より相対的に良好であり、過去の不快な記憶が想起されると、それが現前化しているように反応する傾向ある。もうだいぶ前のことだから嫌なことだけれど仕方がないというような、自分に言いきかせるようなことはできにくい。

パニックが生じてしまった場合は、パニックは一定の時間が経過すれば落ち着くものであり、本人を静かな場所に移してクールダウンを図ることがよい。パニックを生じている最中に興奮を抑えようとしてもかえって興奮を強めることになり、得策ではない。対応上の工夫のみではうまくいかないときは、易刺激性を軽減し、興奮を抑え情緒の安定を図るために抗精神病薬を使用することが考えられる。薬物が奏効すれば、パニックが生じにくくなるとか、生じても軽度になるなどのことがある。

(4) こだわり（強迫的行動）

ここでは“こだわり”と称されている行動の障害を述べる。強迫とは、本来はまちがっていると本人が思う考えや行動を抑えられず、考え続けたり行ったりしてしまうことをいう。強迫的な思考と行動は重なってくることもある。たとえば、手紙の宛名を間違って出してしまったのではないかと心配したり、火の用心や戸締りをしたと思っても不安となり何回も確認したり（強い場合は外出しても不安となり家に確認に戻ったりする）などのことである。

知的障害のある自閉的な人では、強迫的な思考の存在を確認することは困難である。またある行動を執拗に繰り返すことは、まれならず見られるが、本人がその行動を間違っていると認識しているかの確認はやはり困難である。しかし特定の行動をやめるように言われても、制止されても、執拗に繰り返す場合は、強迫的行動とみなすことができる。そのような行動は、わが国の臨床の世界では、“こだわり”と称されてきた。英語圏では、“制限された反復的な行動と興味（restricted, repetitive behaviors and interests）”と称されてきたものである。

こだわりの内容は多岐にわたるが、特定の物への執着は

表7-1　執着する対象

自然物：石、砂、水、木の葉、木の枝、木洩れ日
人工物：ペットボトル、車・電車およびそれらの玩具、エレベータ、エスカレーター、スイッチ（の点滅）、回転物（扇風機、換気扇、エアコンの室外機のファン）、タイヤ（おもちゃや実物の車、自転車）、光る物（電光掲示板、イルミネーション、ネオンサイン、非常口の表示、緊急車両の赤色灯など）、道路標示、マンホールの蓋、数字、文字、パンフレット、踏切の遮断機、引き戸、窓、ドアなど
特定の銘柄の食品・飲料（しか摂取しない）

表7-2　不安定となる予定や状況の変化の例

思い通りにならない
予定の変更
学校行事（運動会、式典、避難訓練など）
時間割の変更
指導員や教師の異動
家族成員の異動（父親の単身赴任、単身赴任を終了した父親の帰宅、定年退職した父親の在宅、就職した同胞の転居、同胞の出生など）
作業が時間通りに終わらない
残業
作業内容の変更
一番になれなかった
負けた
ひいきのチームの敗戦
好きなテレビ番組の終了
天気予報が外れた
転居
家のリフォーム
転校
転職

よく見られるものである。執着する対象としては、表7-1に例示するようなものがある。

習慣の変更への抵抗もよく見られる。保育園や幼稚園などよく行く場所に行く場合の道が変えられない、家から出ると決まった方向の道を通る、出かけるときは自分が先に家を出ないといけない、エレベータのボタンは自分が押さないといけない、入浴は夕食の前でないといけないなどで軽い場合は不安定となり、重症な場合はパニックを生じる。

表7-2に示すように予定や状況の変更への抵抗もよくある。それらのことが生じると軽い場合は不安定となり、重症な場合はパニックを生じる。

(5) 感覚障害

感覚障害は、自閉的な人では過敏性が主として問題となるが、感覚刺激への鈍感さが問題となることもある。

1）聴覚

自閉的な人でもっともよく見られる感覚障害である。これは早幼児期から認められることが多い。内容としては乳幼児の泣き声で不安定となり、一定の年齢以上で反応が強い場合は、その乳幼児を叩くなどの攻撃的行動を示すことがある。軽い反応では泣き声を聞くと耳を抑えるなどのことがある。犬の吠える声を嫌う場合もある。特定の機械的な音を怖がることも多い。たとえば、掃除機をかけると逃げる、濡れた手を乾かすハンドドライヤーあるいはエアータオルの音を怖がり、それが使用されるとパニックを生じ、それがあるトイレには入らないなどのことがある。トイレの洗浄音、非常ベルの音、サイレン音を怖がる場合もある。

一般的に言って、不意に生じる大きな音は怖がられる。

2）触覚

触覚過敏は、砂や土が手につくと非常に嫌がる、少し濡れただけでも着替えをしないといけない、粘土や糊などべたべたするものをさわれないなどのことがある。

3）痛覚

痛覚については、過敏性が問題となることは少なく、痛覚に鈍感であることが問題となることが多い。痛みを訴えたりせず、痛みがあっても痛そうでないので、身体的な異常や病気が見逃されてしまうという危険性がある。強い自傷を呈する子どもでは、痛覚の感受性が低い可能性がある。

4）味覚

味覚の過敏性は、偏食に関係がある。偏食の強い子どもでは、調理して形を変えたりしても嫌いな食品の味を敏感に察知して食べないので、栄養上の問題が生じうる。特定の匂いをとても嫌がる嗅覚過敏が偏食に関係していることもある。

5）視覚

視覚については、通常他の子どもたちが怖がらないキャラクターや着ぐるみなどを非常に怖がる子どもがいる。

6）気象

あまり多い状態ではないが、一部の自閉症児では気圧の変化や天候の変化を過敏に察知して不調となったりする。多くは低気圧の時や、雨天や曇天の際に調子が悪くなるが、ごく少数では、晴天の時に不調となる場合もある。これらのことはどのような感覚異常が関係しているのかは明確ではないが、筆者は皮膚感覚の過敏性が関係しているのではないかと考えている。

(6) 緊張病症状

緊張病症状（catatonic symptoms）は元来、統合失調症の緊張型の患者さんに見られることのある不自然な体全体、四肢、手指の形をとり、固まってしまう状態や、不自然な姿勢を受動的にとらされてもそれに逆らわずその姿勢をとり続ける蝋屈症などの症状を含むものである。しかしそれらと同様の症状が、自閉的な障害を持つ人にも見られることが知られるようになったものである。何か行動を起こそうとすると固まってしまい動けなくなるものが多い。たとえば、物を取ろうとして手を伸ばすとそのままの姿勢で固まる、トイレに入ろうとするがトイレの前で固まってしまい失禁する、歩行中に立ち止まって固まってしまうなどである。この症状は長い場合は数時間も続くことがあり、本人や周囲の人の生活に大きな支障となる。また横断歩道の途中で固まることがあれば、交通事故につながりかねず危険である。

緊張病症状は、こだわり症状の一部と考えられている。動作が停止していても、意識は清明に保たれているので、軽症の場合は、本来の動作を促すように声をかけ、肩を叩いて促すなどのことで行動を再開させることができる。しかし重症な場合は、それらの働きかけには応じず、抵抗する。

自閉的な障害が知られていなかった時代には緊張病症状が見られる場合、その状態を示す人を統合失調症の緊張病型とみなす考え方があった。しかしそのような症例は統合失調症であるよりもASDであった可能性も否定できない。

(7) 常同行動

常同行動は、パターン化した繰り返される行動で、ジャンプをする、体の軸を中心に回転する、小円を描いて走り回る、手を叩く、手をかざす、手をひらひらさせる、指をくねらせる、横目で見る、物を目に近づけて見る、爪先立ちで歩く、壁や机などを叩くなど多彩な形をとる。またこれらの常同行動は、一つのパターンが単独で起こることもあるが、複数のものが重なって生じることもある。たとえば、ジャンプして手を叩くあるいは手をひらひらさせる、顔の横に手をかざして横目で見るなどである。また一人の人が一種類の常同行動だけをするということではなく、複数の常同行動が同一人に見られることもある。

常同行動は知的障害の重い人でより目立つ傾向があり、同一人でみていると年齢が上がると減少する傾向がある。

軽い常同行動は見かけ上の不自然さはあるとしても他人に迷惑をかけることはない。しかし強い常同行動、たとえば室内でジャンプする、壁を叩くなどのことは、体の大きな年長児や青年では、集合住宅などでは階下や隣室の住人から苦情を寄せられることがあり、保護者にはかなりの負担になることがある。

(8) フラッシュバック

フラッシュバックは、過去に体験した主として嫌なあるいはつらい体験が想起される現象である。自閉症を有する人は記憶力が良好である場合が多く、想起された不快な記憶（怒られたり、いじめられたりなど）が、直近の体験のように感じられて、それに強い反応をし、パニックを生じることがある。過去の嫌な体験が想起され、不快な気分になることは、健常者でも生じることである。しかし健常者の場合は、嫌な記憶でも過去のことであるという認識が可能なので、直近の体験のように感じられ混乱することはあまりない。もう過ぎたことだからとか、何年も昔のことだからと思うことで混乱からは救われている。このような思考は知的障害のある自閉症者にはできないようであり、記憶は良好なので嫌な記憶が想起された場合は、現在体験されている不快な記憶と同様に感じられ強い反応を生じるものと思われる。このようなことは、知的障害を有する自閉症者から説明されることはない。筆者の経験では、知的障害のない正常知能の自閉症者から、フラッシュバック体験が生じるときのことを説明されることで、そのような状態があることを知ることができる。自閉症者の不快な体験は、健常者よりも強く感じられることが多いようで、知的に正常な自閉症者でも不快な体験が想起されると、理性的にそれに対処することは困難のようである。このような正常知能の自閉症者で体験されるフラッシュバック体験は、おそらく知的障害を有する自閉症者でも同様に生じ、同様に強い反応を示すものと思われる。しかし知的障害を有する自閉症者あるいは年齢的に幼い自閉症児では、知的障害のない自閉症成人のように自分の体験を他者に説明したり話したりはできないので直接それを確認することはできないが、おそらく同様のことが生じているものと思われる。

筆者はある自閉症青年から、小学生の時に友人から言われたことを想起（フラッシュバック）して、その当時は言われたことの意味がわからず気にしていなかったのに、想起した段階で馬鹿にされていたとわかって激怒し、そのようなことを言ったことはとっくに忘れていた友人の家に行って悪口を言い返すことを繰り返したという話を聞いたことがある。

自閉症児や成人で、理由がわかりにくいパニックが生じる場合、何らかの不快なフラッシュバック的体験があることを考える必要がある。

(9) 不登園・不登校

自閉的な幼児や児童には、幼稚園・保育園、学校に通うことを嫌がる子どもがいる。朝になって園や学校に行くのを嫌がり、泣いたり、連れ出そうとする親に抵抗したりする。また身体的不調を訴える場合もある。これらの不登園・不登校は、休み明けの月曜日や長い休みの後に生じやすい。いじめがあったり、教師などとの関係がよくないような原因と思われることがあれば、それらへの対処が必要である。しかし、明確な原因が見あたらないこともある。

対応としては、自閉的な子どもではこだわり傾向と関係して、特定の行動が習慣化しやすいので、不登園や不登校が習慣化しないようにすることが大切である。したがって登園や登校を促し、休ませないようにすることが大切である。幼児や発達的に幼い子どもでは、そのような働きかけによって、休みを習慣化することを防ぐことができる。しかし体の大きな年長児や行きたくないという意思を強く表現する子どもでは、登校への働きかけは簡単には成功しない。しかし学校は行くべきところであるという保護者の意思は変えず、しかしすぐには解決しないという理解をもって、気長に登校を促すことが必要である。また登校できなくても、学校以外のそれまで通っていた塾や習いごとや児童デイサービスなどへ通うことは嫌がらない場合もあるので、そうであればそれらに通うことを継続することは大切である。不登校が長びく中学生以上の子どもでは、フリースクールなどへ通うことも可能であれば勧められる。登校しないことで家庭内へのひきこもり状態を固定させないことが望ましい。

高校を卒業して作業所に通っている青年や就労をしている青年にも作業所や就労先に通うことを嫌がる人がある。きっかけとなることがある場合が多いので、それを把握して対応を考えていくことが大切である。たとえば聴覚過敏がある人では苦手な声を出す新しい利用者の参加、慣れ親しんできた指導員の異動、作業内容の変化などがある。

(10) 摂食の問題

1) 偏食

自閉的な子どもには、偏食が多い。多くは野菜が苦手であるが、偏食の対象は個人差がある。食べられるものが限られていることもある。同じ食品でも特定の銘柄のものでないと食べない子どももいる。偏食が強い子どもでは嫌いな食物は調理などで外見を変えても、敏感に味を感じとり食べないことがある。偏食がそれほど強くない場合は、調理などによって形を変えたりすると食べる場合があり、固形の野菜は食べないがジュースにすれば摂取するなどのことがあり、栄養を偏らせないためには、食べやすい形で食事をとらせることができる。

偏食が強い場合は、栄養の偏りが生じる可能性があり、成長期の子どもにとっては問題となる。まれではあるが食事自体を拒否し、水分の摂取もしないことがある。このような重篤な拒食状態の場合は入院させて点滴などの非経口的な栄養の摂取をさせる必要がある。しかし典型的な神経性無食欲症の併発は、正常知能の自閉スペクトラム症でもまれである。

2）過食

食物を多量に食べることは、偏食の多い自閉的な子どもではそれほど多いことではない。ただ自分の好きな食べ物であれば、かなりの量を摂取する子どももあり、コントロールが必要なことがある。また過食がよく見られるのは、行動障害があり非定型抗精神病薬を服用している自閉的な子どもや青年である。服用によって情緒が安定化し、攻撃的な行動が減少するなどの好ましい変化が得られても、食欲が旺盛となり肥満が出現する場合がある。そのようなときには可能なら薬物を減量するが、薬物を減らすと行動障害が強まってしまうことがある。また薬物を減量するしないに関わらず、肥満傾向が出てきた場合は、摂取する食事のカロリーをコントロールし、適切な運動を増やすなどの対応が必要となる。家庭内ではなかなか食事量のコントロールができない子どもや青年も少なくないが、ショートステイなど家庭を離れると栄養が管理されている食事をとることになるので、長期間の滞在は無理としても、よい影響が見られることがある。またグループホームや施設に入所した過食のある青年では、栄養に配慮された食生活をするようになるので、肥満が改善するようになる。

典型的な神経性大食症は、正常知能の自閉スペクトラム症でもまれと思われる。

3）異食

異食とは、食物でないものを口に入れ飲み込んでしまうものである（口にくわえたり、なめたり、噛むが、飲み込まずに口の外に出すものは異食ではない）。自閉的な子どもでは年齢の低いあるいは発達水準の低い子どもに見られることが多い。異食の対象になるものは、子どもの手に届く範囲のものであり、土、砂、小石、草、葉などの自然物から、クレヨン、鉛筆の芯、ティッシュー、紙、糊、家族の服用する薬など多岐にわたる。子どもが食物以外の物を口に入れないように注意が必要である。飲み込まれるものによっては危険なことがあり、救急的対応が必要なこともある。

異食は子どもが成長することによって減少していく傾向はある。

4）反芻

反芻は口の中に入れて飲み込み胃の中に入った食物をまた口の中に戻すことである。胃酸の混ざった咀嚼物が口中に戻るので、これを繰り返すと胃酸で歯が傷むことになる。また戻した咀嚼物を吐き出してしまうこともあり、食物を摂取しても栄養が十分にとれないことになる。咀嚼をしないで食物を丸飲みにする場合が多いが、嚥下しやすい流動食や液体で栄養を補給するような対応も必要である。

3. 行動障害への対応

(1) 原因の検討

自閉的な人での行動障害は多岐にわたるが、基本的には自閉症状の中ではこだわり症状がその基本にある。また対人関係の困難性やコミュニケーションの困難性も関係してくる。さらに注意欠如・多動症の症状が併発している場合は、とくに衝動性の強い場合が行動障害を強めることがある。

こだわりが強い場合は、自分がこだわる対象や行動に執着して、それが他の人に迷惑になることも配慮しにくく、自分の考えを伝えることもできにくいので、他人に配慮なく目的を遂げようとしたりする。またそれを妨げられ、阻止されると衝動性の強い人では逆上して攻撃的な行動が出現しやすくなる。

行動障害が問題となる場合、まずその原因となることがあるかどうかを検討することが必要である。原因が明確にあり、それに対応することが可能であれば、そうすることがもっともよい対応となる。たとえば、学校でいじめにあい、それをうまく教師に伝えられずに帰宅してから荒れる場合がある。いじめがある場合は、教師に対処をしてもらうことが大切である。

原因が不明の場合には、本人が報告できなくても過去の嫌な体験のフラッシュバックがあったと想定することができる。興奮したり暴れている場合は、そのこと自体を注意したり叱ったりすることは逆効果であり、一定の時間がたてば落ち着いてくるのでそれを待つことが賢明である。その際、静かな場所に誘導できれば、そこでクールダウンするのを待つことがよい。

(2) 薬物療法

自閉的な子どもに対する医学的治療は基本的には薬物療法であり、大きく分けて2つの治療目的がある。① 併発する行動障害の治療を目的としたもの、② 併発する精神神経学的疾患の治療を目的としたものに分けられる。行動障害とは自閉的な発達障害の主要な症状を基盤として出現する対応上の困難性を呈する症状であるが、多くはこだわり症状と関係したものである。自閉スペクトラム症に想定された病態を標的とした薬物療法は、これまでさまざまな試みがあるが、これまでに明確な成功を収めたものはない。

自閉的な行動障害の治療に用いられる主要な薬物は抗精神病薬である。抗精神病薬は統合失調症の幻覚・妄想、興奮や攻撃的行動などの治療に用いられる薬物であり、1952年にクロルプロマジンの抗精神病薬効果が認められて以来の使用の歴史がある。この抗精神病薬が自閉的な障害の攻撃的行動、自傷、パニックなどの行動障害にも有用であることは比較的早期から知られていた。永く用いられてきた抗精神病薬は基本的には脳内の神経伝達物質の一つであるドパミンに対する拮抗作用のある抗ドパミン薬であり、定型抗精神病薬と総称されている。しかし定型抗精神病薬は、急性の副作用として筋緊張の亢進や筋緊張の異常（ジスキネジア；眼球上転など）などの錐体外路症状および静座不能症（アカシジア）また慢性の副作用として遅発性ジスキネジア、あるいは悪性症候群などを引き起こすことがある。

それらの副作用の少ない非定型抗精神病薬が1990年代から精神科薬物療法に導入され、自閉的な障害の行動障害の治療にも用いられるようになった。しかし薬物が臨床で用いられるためには、無作為化比較試験（効果を見たい薬と比較対照薬とを処方する医師も服用する患者も区別できないように製剤を作り、2群のどの薬が対象者に処方されているかわからないようにデザインし効果を比較する治療試験）を行い効果が実証された薬物でなければならない。そのような効果比較を厳密に行われていない薬物も臨床で用いられることはあるが、それは服用する子どもの保護者の了解を得て処方医の責任においてなされるものである。以下には無作為化比較試験で有効性が認められた抗精神病薬について述べる。

1）リスペリドン

リスペリドンはドパミン・セロトニン拮抗薬である。非定型抗精神病薬の中では最も早く米国食品医薬品局（USFDA）により自閉的な障害の行動障害に有効性があると認められたものである。わが国でも最近、自閉的な障害の情緒の安定、行動の安定化について有効性が認められた。

2）アリピプラゾール

抗精神病薬アリピプラゾールは、ドパミン拮抗薬である。米国では早くから統合失調症、双極性障害における躁症状の改善、うつ病・うつ状態の適応に加え小児期の自閉スペクトラム症に伴う易刺激性への適応が認められてきた。わが国においても臨床試験を経て、ASDに伴う易刺激性に対する適応が追加承認され、リスペリドンとともに臨床における選択肢を広げた。

第8章　併発する精神神経学的疾患

1. てんかん

(1) てんかんの分類

てんかんは脳のニューロン（神経細胞とそれから出る軸索と樹状突起からなる）のグループにおける異常な電気活動によって反復的に生じる発作によって特徴づけられる慢性の脳疾患である。ニューロンの異常な電気活動が一側の大脳半球に限局するものを部分てんかんと称し、両側大脳半球に生じるものを全般てんかんという。さらにてんかんの原因が明確な脳の器質的障害による場合を続発性てんかん、原因が不明なものを特発性てんかんという。

(2) てんかん発作の分類

発作は全般発作と部分発作に大別される。全般発作は全般てんかんに見られる発作であり、両側の大脳半球に異常な電気活動が生じるので意識の障害が必発であり、それに加えてけいれんなどの他の発作症状が出現する。強直間代発作といわれる意識を失って転倒しけいれん（四肢が突っ張る強直性の発作から四肢を屈伸する間代性の発作に移行する）を生じる発作が典型的なものである。けいれんは伴わず、意識がなくなり動作が停止するものを欠神発作という。意識を失い四肢の筋肉のぴくぴくとしたけいれんを生じるものをミオクロニー発作という。また意識を失って崩れるように倒れるものを脱力発作という。

部分発作は異常な電気活動が大脳半球の一側に限局されるため、たとえば左腕のみのけいれんなど体の一部に発作が限局するもので通常意識の障害は伴わない。部分てんかんで意識の混濁を伴うものは複雑部分発作と称される。単にぼんやりとして反応が乏しくなるものだけでなく、歩き回ったり、水を飲みにいったりと単純な行動は生じるが意識が混濁していて反応が乏しかったりするものもある。また部分発作で発症し意識を失い全身のけいれんを生じるなど全般発作に移行する場合もあり、二次性全般化発作という。

(3) 薬物療法

てんかんの治療には抗てんかん薬が使用される。その際に発作を全般発作か部分発作化を区別することは大切である。特定の発作に特定の抗てんかん薬が特異的に奏効するといった明確な関係は十分にはないが、全般発作にはバルプロ酸が用いられることが通常である。また部分発作にはバルプロ酸も有効であるが、カルバマゼピンが第一選択薬とされることが多い。また部分発作には従来の抗てんかん薬で十分効果のない場合、従来の抗てんかん薬と併用されることが多いが、新しい世代の抗てんかん薬が使用されるようになっている。

抗てんかん薬がてんかん発作をコントロールできるのは服用した薬物が胃腸から吸収され血中に入り、脳内に入ることによって可能となる。抗てんかん薬が血中に一定の濃度で存在しないと脳内には到達せず抗てんかん効果は期待できない。抗てんかん薬の血中濃度は胃腸からの吸収される薬物量と肝臓で代謝され効果を失う薬物量の関係で決まってくる。胃腸からの吸収や肝臓での代謝にはそれぞれ個人差があり、同じ量の抗てんかん薬を服用しても血中濃度の値には個人差がある。多くの抗てんかん薬では血中濃度の基準値がわかっているので、ある抗てんかん薬の一定量を1ヵ月くらい服用し血中濃度が安定した場合は、血中濃度を測定してそれが基準値の範囲内にあるか否かを検討する。もし基準値より低く、かつ発作が十分に抑えられていなければ、その薬物を増量し、血中濃度を測定することを繰り返し、基準値内で発作を可能な限り少なくできる量を用いる。基準値内で可能な限り増量しても発作が完全には収まらない場合は、第二の抗てんかん薬を併用し、その薬物についても同様に、血中濃度をモニターしながら発作を抑制できる量まで増量しながら経過を見る。

もし基準値内で可能な限り薬物を増やしても発作が十分には抑制できないか、または副作用が強い場合は、その抗てんかん薬の使用は中止し、他の抗てんかん薬を試みることとなる。部分発作の治療を他剤との併用で行う新しい世代の抗てんかん薬では、基準値がまだ設定されておらず、効果の判定は臨床的に発作の減少と副作用の程度によって行わなければならない。

抗てんかん薬の効果で発作が認められない状態が長く続く場合には、抗てんかん薬の中止を検討することが考えられる。その場合、自閉的な障害では、それのない人よりもてんかんが生じやすいことがよく知られており、一般のてんかんの患者さんよりもより慎重に行うことが必要と思われる。確立された基準があるわけではないが、筆者の臨床経験からは、抗てんかん薬の中止は成人期以前にすることは慎重であったほうがよい。成人期に入り発作が5年以上も認められず、かつてんかん性脳波異常も5年以上認められなくなった場合には抗てんかん薬の中止を試みてもよいのではないかと思われる。その場合も少なくとも3年くらいはかけて、抗てんかん薬を徐々に減らしていくことがよいと思われる。その過程でもし発作が再発することがあれば、薬物量を中止する直前のものに戻して発作のコントロールを継続する必要がある。

2. 気分障害

気分障害は、気分の変動を特徴とする障害で、主としてうつ状態と躁状態の2つの気分の状態がある。うつ状態のみが主症状となるものはうつ病であり、躁状態とうつ状態の双方を呈するのは双極性障害である。

これらの気分障害は、思春期から成人期にかけて見られることがある。しかし知的障害を併発し、言語機能に困難性がある自閉的な障害を有する人たちでは、自分の気分の状態を言語化することが困難であり、知的障害のない人たちでのように気分障害の診断を本人の陳述にもとづいて行うことは困難である。その場合、重要なことは、その人の日常の行動をよく知っている保護者や教師などの観察による情報である。うつ状態の主要な症状である気分がゆううつであるとか楽しいことが感じられないということは、本人が述べてくれなくても、その人の日常の状態をよく知っている人から見て、表情が暗く元気がない、好きな活動に興味を示さなくなった、不活発になった、食欲がなくなった・低下した、体重が減少した、寝つきが悪くなった、夜の眠りが持続しない、などのうつ状態の診断基準に当てはまる行動特徴が確認されれば、うつ状態を診断することができる。

躁状態ではうつと反対の状態が生じる。普段よりはるかに行動が活発になり、口数（言語能力の乏しい人では発声）が多くなり、睡眠時間が短くなり、夜もあまり寝ないで活動をしたりする、怒りっぽくなることもある。これらの気分の上がり下がりの異常は、その人の通常の活動レベルからはかけ離れたレベルにあることが、うつ状態や躁状態を疑ううえで必要である。

自閉的な人での気分障害の治療については、まだ専門家のコンセンサスを得たガイドラインはないので、以下には筆者の経験から自閉的な人での気分障害の薬物療法について述べたい。うつ状態と躁状態が、その人の日常の生活に明らかに支障をきたしているのであれば、治療を行う必要がある。その場合、うつ状態よりも躁状態のほうが、保護者や関わる人たちの負担が大きいので、治療の対象となることが多い。このことは、多動性があり、こだわりに関係した行動障害のある自閉的な人たちが躁状態となるとそれらの行動障害がさらに強くなることからも理解できる。それに比べると本人の苦痛を適切に判定することはできにくいが、うつ状態では不活発になったり、大人しくなったりするので、周囲の人からは治療が必要な状態とは認識されにくい傾向がある。強い躁状態については、抗精神病薬が使用されることが多いが、効果が認められるのに抗精神病薬よりは時間がかかるが気分安定薬も使用される。とくに躁状態に周期性が認められる場合は、気分安定薬の使用が必要である。

うつ状態への抗うつ薬の使用は慎重であるべきである。筆者の経験からはうつ状態のある自閉的な人に抗うつ薬のみを投与すると、うつ状態の改善は生じうるが、気分が高揚して躁的な状態になって、そのことで周囲との軋轢が生じる場合が少なくないと感じている。

3. 精神病的状態

自閉的な人で精神病的症状を訴える場合がある。しかし知的障害のない人と比べて、統合失調症の状態が多く認められるとは考えられていない。自閉的な人で訴えられる精神病症状のほとんどは被害的な念慮である。それらも確認が可能なためには併発する知的障害がある場合は、軽度のレベルでないと難しい。知的障害のない人でのような明確な妄想を語る人はまれである。まわりの人から悪口を言われているように感じて不穏となりパニックを生じることがある。悪口を言っていると思う人に攻撃的行動を示す場合もある。このようなことが生じた場合は、抗精神病薬による薬物療法が必要となる。適切な薬物療法が行われれば、被害的な傾向は改善することが多い。まれではあるが被害的な内容の幻聴を体験する人もいるが、同様に抗精神病薬の使用で改善することが多い。

4. 多動性・衝動性および不注意

自閉的な子どもに多動性・衝動性や不注意という注意欠如・多動症（ADHD）の症状が認められることは、よく知られてきたことである。しかし DSM-IV や ICD-10 では自閉スペクトラム症の多動性・衝動性や不注意は自閉スペクトラム症の症状であり、注意欠陥・多動性障害の診断を重ねてしないというルールがあった。しかし、DSM-5ではそれぞれ診断基準に当てはまれば自閉スペクトラム症とADHDの両者の診断をすることが認められた。このような考えにもとづき、現在では自閉的な子どもに必要があれば、ADHDの治療薬の使用が可能となった。

自閉的な子どもにADHD症状が併発している場合、幼児期には多動性・衝動性が主であるが、小学生以降では多動性は次第に軽減していく傾向がある。とくに知的発達に遅れの目立たない自閉的な学童では、年齢とともに不注意が目立ってくる傾向がある。このような年齢的なADHD症状の変化は、自閉スペクトラム症を併発しないADHDで認められる症状の経年的変化と基本的に同様である。

5. チック症

チックは、いくつかの筋群の急速な収縮によって起こる不随意の症状である。チックの症状は運動性チックと音声チックに大別される。運動性チックとしては、瞬目（まばたき）、鼻をぴくぴくさせる、鼻をすする、顔をしかめる、肩をすくめる、首を振るなどがよく見られるものである。音声チックは、不意に音声を出すもので、咳払い、喉をならす、大きな声を出す、言うことをためらわれる言葉を言うなどがある。運動性チックと音声チックは、そのどちらかしか生じない場合もあるが、両方が認められる場合もある。また1年以内に改善するものを一過性あるいは暫定的チックといい、1年以上にわたり認められるものを慢性チックとする。運動性チックと音声チックが同時期に生じる慢性のチックをトゥレット症候群という。

チックは不随意運動ではあるが、ある程度、意思の力で抑えることは可能であるが、我慢しなくてよくなったときに症状が強まることがある。またチック自体を注意されるとか叱責されることは、症状を悪化させることになり治療的ではない。軽い運動性チックは、周囲が気にしないで見守ることがむしろ治療的である。大きな声の音声チックは、授業などの妨げとなるので、ハロペリドールなどの抗精神病薬を用いた薬物療法が必要となる。

チックは自閉的な障害に併発することはまれではない。

6. 恐怖症

恐怖症は特定の対象や状況を恐怖し回避する状態であり、強迫症状と関係の深いものである。自閉的な人に比較的よく見られるものは、動物や鳥や昆虫などへの恐怖である。また感覚過敏と関係して特定の音（花火、サイレン、ハンドドライヤーなど）に対して強い恐怖感を示す場合や通常あまり怖がられることはないもの（人形、着ぐるみなど）を恐怖する場合もある。

第９章　医学的検査

1. 脳波検査

脳細胞の電気活動の状態を、頭皮上に付けた電極から導出して、異常の有無を検討する検査である。脳波検査では覚醒時と睡眠時の脳波状態を見ることが必要である。覚醒時については、深呼吸による異常波の賦活の試みや一定の周波数の光刺激をかけて異常波が賦活されるかなどを見ることになる。睡眠時脳波にはてんかん性異常が検出されやすいのでてんかんが疑われる場合には必要な検査である。睡眠脳波は自然睡眠がよいが、通常脳波検査は昼間に脳波検査室で行われるので自然睡眠を見ることは困難な場合がある。自然睡眠が困難な場合は、睡眠薬により睡眠を導入することが必要になる。

意識を失いけいれんを生じるなどのてんかんが疑われる状態を呈した場合には、脳波検査を行っててんかん性異常があるか否かを検討することが必要である。てんかんの診断自体は、てんかん発作と考えられる発作が２回以上生じた場合に診断され、薬物療法が開始されるので、脳波検査がなくても診断と治療開始は可能である。しかし１回のみの発作でも明確なてんかん性脳波異常があれば、てんかんと診断し治療を開始することが必要である。またすでにてんかんと診断されて薬物療法が開始された場合には、定期的（1年に1回程度）に脳波検査を行いてんかん性異常の変化を観察することが必要である。服薬をして発作が生じなくなり脳波異常も認められない状態が長く続くことがてんかんの治療には必要である。

永く抗てんかん薬を服用して発作が認められなくなった人では、抗てんかん薬治療の終了を考えることになる。その場合、永く発作はなくても脳波でてんかん性異常が認められる場合は、抗てんかん薬を減量すると発作が出現する可能性が高いので、抗てんかん薬の減量はできない。抗てんかん薬を服用し5年以上発作がなく脳波異常も認められなければ、抗てんかん薬を減量から中止に至る治療終了を考慮することができるが、この過程も慎重に進める必要がある。とくに就労している人の場合、抗てんかん薬を減量中に発作が再出現することは可能な限り避ける必要がある。その意味では、そのような人の場合、どうしても服薬期間が長くなる傾向がある。筆者はそのような人の場合、血液生化学検査などで抗てんかん薬の副作用などが認められないのであれば、一般に自閉的な人でてんかんが生じにくくなる30歳過ぎまでは服薬を続け、30歳過ぎてから薬物療法の終了を試みたほうがよいと考えている。

2. 脳画像検査

脳画像検査は、生体の内部構造や血流・代謝の様相を視覚的に捉えることができる検査法であり、コンピュータ断層撮影（Computed Tomography: CT）、磁気共鳴画像（Magnetic Resonance Imaging: MRI）、陽電子放射断層撮影（Positron Emission Tomography: PET）などがある。これらの検査は、自閉的な障害については主として脳内の構造的および機能的な異常の有無を見出すために使用される。一般の臨床場面でよく用いられるのはCTとMRIである。

CTは主として脳内の構造的な異常の有無を検出するために用いられるが、この検査で自閉的な障害の脳の構造上の異常を健常児との比較で検討した諸研究ではいくつかの差異を報告したものはあるが、自閉的な障害の原因的な異常は見出されず、治療に結びつく結果が得られることはない。てんかん発作を生じた自閉的な子どもの脳に、血管や腫瘍などの異常の有無を検討する目的で行われることのある検査であるが、それでてんかんの原因となる脳の構造的な異常が見出されることはほとんどないので、放射線を使用する検査でもあり自閉的な子どもに必須の医学的検査ではない。

MRIはCTのように放射線を用いる検査ではなく、脳に磁場をかけて脳内の構造を見る検査である。CTよりは細かな脳の構造を見ることができるが、大音響がする検査装置の中に頭部を入れる必要があり、睡眠薬などで鎮静させる必要がある。しかしそれでもパニックを生じる子どももあり、CTよりは細かな情報が得られるが、やはり原因的な変化や治療に結びつく結果が見られることはほとんどなく必須の検査ではない。機能的MRI（fMRI）は脳活動の際の脳内の血流動態を視覚的に捉えるMRI検査である。この検査法で学習課題などを負荷して自閉的な障害のある人と健常者での差異を報告した研究は多数あるが、自閉的な障害の原因の解明や治療法に結びつく結果は得られていない。

PETは陽電子放出核種で標識したグルコース（ブドウ糖）の放出するγ線を測定し脳血管内のグルコースの消費の状態を視覚化し、脳内の病態を検討する検査である。しかし自閉的な障害に関しては研究的段階であり、原因や治療に結びつく知見は得られていない。

以上のように、脳画像検査は、自閉的な障害の病態の研究に用いられる検査としては意義があるが、臨床に有用な情報を提供するという点では限界が大きく、臨床場面では必須の検査ではないと考えられる。

第10章　障害福祉サービス

本章では、地域差はあるとしても現在のわが国で利用可能な障害福祉サービスについて医療の観点から述べる。個々の障害福祉サービスの利用にあたっては、当該地域（市区町村など）のホームページにアクセスしたり、障害福祉担当部門に問い合わせることが勧められる。

障害児・者が適切な支援を受けることをサポートする法律が、障害者総合支援法である。この法律では障害児・者がどのような支援を受けることができるかを障害支援程度区分によって定めている。

1. 療育グループ

現在のわが国では、市レベルの自治体では、療育センターなどの名称で、自閉スペクトラム症児を含む発達障害児の療育を行っている機関がある。また地域の発達障害支援センターにもそのような療育グループがある場合があり、紹介などをしてくれる。さらに民間の療育グループなども利用できる。

それらの療育グループでは保育的な方法を主体として、グループあるいは必要に応じて個別の療育指導が行われる。担当する職員は保育士、心理士、言語聴覚士、理学療法士、作業療法士などである。グループの編成には子どもたちの発達レベルや行動特性などが考慮されることが一般的である。

2. 児童デイサービス

両親が働いている未就学児と就学児を受け入れる児童デイサービスは平成24年の法律改正で就学児を対象とする"放課後等デイサービス"と未就学児を対象とする"児童発達支援"に分けられた。それらを利用するには障害福祉サービス受給者証を取得する必要がある。

3. 作業所

作業所は特別支援学校高等部卒業後に障害者雇用で就労ができなかった障害のある高校卒業者が通例利用するものである。また障害者雇用されていた人が職場不適応などを生じた場合などに、再度、作業能力を強化して再雇用を目指すための場所として利用されることもある。

一般に3つのタイプに分けられる。すなわち就労移行支援（A型)、就労継続支援（B型）および生活介護型である。就労移行支援（A型）は期限を切って就労を目指すトレーニングがなされる。そのために必要なスキルの獲得や職場不適応を起こさないための支援も行われる。また月に数万円の給料も支払われる。就労継続支援（B型）は、従来の作業所であり期限は決められておらず、作業を行い作業能力が良好であればA型への移行もありうるものである。生活介護型はB型作業所では十分な活動ができない人たちにレクリエーション活動や生活全般で必要な支援を行い生活技能の向上を図るものである。

4. 入所施設

障害児・者が家庭を離れて入所する施設には3つのものがある。

(1) 知的障害児入所施設

これは養育を十分にできない家庭（経済的困窮、保護者の不在、虐待など）の18歳未満の知的障害児を対象とするものである。ここは子どもたちにとっては家庭の機能を持ち、職員の指導で生活をし、学校に通うなどの活動を行う。子どもを世話する職員には保育士、心理士などの専門領域の人が多い。また子どもの健康管理などを担当する看護師も配置されている。さらに非常勤の精神科医と内科医がそれぞれの専門性によって、子どもたちの必要な場合には薬剤の処方も含めて医学的問題に対応している。とくに精神科領域ではてんかんを有する子どもに対する抗てんかん薬の処方や行動障害への薬物処方が行われることが多い。入所前から通院し服薬をしている子どもでは、入所に伴ってそれまでの主治医から施設の嘱託医に交代するか否かは個々の子どもの状況による。

(2) 知的障害者入所施設

これは18歳以上の知的障害者で家庭での養育が困難な人が対象となる。知的障害児施設から年齢が18歳を超えたことで移行してくる人や家庭から作業所などに通所していたが両親の高齢化や行動障害が強いためなどで家庭での養育が困難になった人が対象となる。知的障害者入所施設には家族が入所を希望する者が多いが国の政策としては新規の知的障害者施設は作られないため、入所希望を出しても永く待つことが通例である。また入居できても自宅から近いところでないことが通例である。

施設の職員は社会福祉士、保育士、心理士などの専門職員が多く、入所者の健康管理のための看護師も配置されている。また非常勤の精神科医や内科医の医師もおり、入所者のための薬物の処方や専門的な見地から職員に助言などをしている。

(3) グループホーム

アパートなどの一定数の部屋を障害者の居室として確保し、食事の世話などをする管理人の指導を受けながら障害者が生活をする場所である。入居する障害者はそこから就労先に通勤したり、作業所などに通ったりなどする。入居者への医療的対応は、入居前からの主治医によってなされる。

グループホームは一般的に当該障害者の実家から近いところにあり、障害者がなじみのある地域の中で生活しながら社会参加をすることを可能にしている。このため遠隔地にあることの多い知的障害者施設への入所とちがって、週末には帰宅することが通例であり、家族とのつながりが疎遠にならないという利点がある。

当初はグループホームは障害の比較的軽い人を対象にしていたが、近年は障害の重い人も対象とするようになり、知的障害者入所施設に代る施設となっている。

(4) ショートステイ

障害児・者を短期間、家から離れて預かる制度である。これは養育をする家族の負担を軽減する役割がある。また入居する障害児・者にとっては家庭以外の場所で過ごす経験が得られ、入居施設に移行するための準備期間ともなり、それを重ね徐々に施設入居に移行する前段階ともなる。環境の変化に過敏な ASD 児・者の施設入居には大切な過程である。知的障害児・者の入居施設やグループホームがショートステイを受ける施設となっている。

(5) 移動支援

自分一人では目的地に到達ができない障害児・者を、親が動きにくい場合に親に代わって送り届けるサービスである。また週末などに一定時間内で障害児・者を公共交通機関を使用して目的地までの外出をサポートする機能もある。

第11章　福祉・医療的対応に関わる手当に関する診断書など

障害を有する児童・成人あるいはそれら人の養育にあたる両親などに支給されるさまざまな手当があり、それらの認定には医師の診断書が必要となる。以下にはそれらの手当について述べる。

1. 特別児童扶養手当

特別児童扶養手当は、精神または身体に障害を有する児童（20歳未満）を家庭で養育している両親などに支給されるものである（家庭の所得が一定額を超えると対象とならない所得制限がある）。その支給を認定するものが特別児童扶養手当認定診断書である。

自閉的な子どもの場合、中等度知的障害と同程度かそれより困難性がある場合となるので、中等度かそれより困難な知的障害を併発していれば対象となる。軽度知的障害を併発する自閉症児でも自閉症状などによる困難性が著明（行動障害が強く服薬している、またはてんかんを併発し抗てんかん薬を服薬中など）で中等度知的障害と同程度のレベルの困難性があると判定されれば支給対象となる。特別児童扶養手当認定診断書は通常2年ごとの更新が必要となる。

2. 障害児福祉手当

重度障害児（精神又は身体に重度の障害を有するため、日常生活において常時の介護を必要とする状態にある在宅の20歳未満の者）に対して、その障害のため必要となる精神的、物質的な特別の負担の軽減の一助として手当を支給することにより、特別障害児の福祉の向上を図る。受給者もしくはその配偶者又は扶養義務者の前年の所得が一定の額以上である場合は支給されない。

3. 特別障害者手当

国の制度であり、身体障害者手帳1、2級（重度）程度及び知的障害者手帳1、2度（重度）程度の障害が重複しているかそれと同等の疾病・精神障害を有する成人（20歳以上）に支給されるものである（家庭の所得が一定額を超えると対象とならない所得制限がある）。自閉的な人では、行動障害が著明で重度か最重度の知的障害を有し、かつ難治性のてんかんを合併する場合などが対象となる。

4. 障害者総合支援法の障害支援程度区分に関する医師意見書

この書類は知的障害や発達障害などを有する人がどのようなレベルの障害福祉サービスを受けることができるかを客観的に示す厚生労働省令で定める障害支援区分の決定のために必要なものである。医師が所定の医師意見書に対象者について日常生活能力、行動障害、精神症状、身体症状などの事項を記入し、それとは独立に対象者を地方自治体（市区町村）の認定審査員が80項目について評定結果にもとづいて市区町村審査会で障害支援程度区分（1〜6まであり、数字が大きいほど障害が重く、より支援が必要なことを示す）を決定し、本人・保護者に通知されるものである。これは3年ごとに再診断・評定が必要となる。

5. 自立支援医療診断書（精神通院）

精神障害者（知的障害、自閉的障害などの発達障害を含む）の精神科通院医療費を公費で補助する自立支援医療受給者証（精神通院）を受けとるために必要な診断書である（世帯所得による除外規定あり）。対象者自身あるいは対象者が属する世帯の所得によって自己負担額（生活保護を受けている場合は0円など）が定められている。本診断書は

2年ごとに更新が必要となる。

6. 障害基礎年金認定診断書

障害を有する人が20歳になる場合、20歳の誕生日の前後3か月の間に医師の診断書と保護者などが書く申立書の2種類の書類を提出し審査を受けて障害基礎年金が支給されるが、そのために必要な診断書である。精神障害と知的障害の2つの区分によってそれぞれの重症度によって1級と2級の年金が支給される。自閉的な発達障害で知的障害を合併する場合は知的障害の枠で申請をする。年金額は、1級は月額9万円弱で2級は7万円弱である。1級は知的障害では最重度（IQ20未満）が相当する。知的障害で軽度（IQ50-70)、中等度（IQ35-49）および重度（IQ20-34）は通常2級となる。ただし重度知的障害であっても自閉スペクトラム症の併発があり、行動障害も重く、またてんかんの併発があるような場合は1級となることもある。また自閉スペクトラム症を有するが知的障害がない場合は、精神障害の区分で申請することになる。その際には精神障害者保健福祉手帳の交付を受けておく必要がある。

障害基礎年金の診断書は、1級の人の一部（1級の中でも重篤度が高い人）を除いて、一定年の後（1～5年後）にその時点での状態にもとづく診断書再提出を求められる。そのような再提出された診断書が審査され、障害が固定した（それ以上変化しない）と認められると診断書の再提出は必要がなくなり、その時点での年金額が継続されることとなる。1級の中でも障害の重症度が高い人では初回申請時で障害が固定したとみなされ、再度の診断書の提出はない。また2級の人でも年齢が上がり認知症などのような状態が出現して困難性が高まった場合は、その時点で診断書を再提出すると1級とされることもある。

障害基礎年金は20歳の時点から支給されるが、障害を有している人では特別支援学校を卒業して就労支援を受け、20歳の時点では障害者雇用されて就労している人が少なからずいる。障害者雇用をされる人は年金を受ける場合、1級はあり得ないので2級となる。それでその人が年金を受けると、障害者雇用での給与（月額税込12万円程度）と年金2級（月額7万弱）が、その人の月収となる。20歳過ぎで就労による収入と年金2級を受けている障害者は多いが、近年、福祉予算の切り詰めの影響と思われるが、就労していると年金支給がなされない人が少しずつ増えている。また就労している人には年金を支給しない方針を取っている自治体もある。就労のみの月収では自立は不可能であり、障害者自立支援の観点からも就労している人も年金が受給できることが必要である。

7. 知的障害者手帳診断書

知的障害者手帳は知的障害者に交付される手帳であり、18歳未満では児童相談所において、18歳以上であれば成人知的障害者に対応する機関で医師の診断および評価を受けて交付される。この手帳は知的障害者であることの認定とその重症度による等級が記載されている。知的障害を有する人は、就労支援を受ける場合にはこの手帳を保持していることが必要である。また特別支援学校の入学に必須の要件ではないが、就労のためには本手帳の保持が必要であり、在学中に取得することが望ましい。

8. 精神障害者保健福祉手帳認定診断書

対象者が長期にわたる日常生活や社会生活に困難を生じる精神障害を有することを認定する精神障害者保健福祉手帳の交付のために必要な診断書である。精神障害はすべてのものが含まれうるが、主として以下のようなものがある。統合失調症、気分障害（うつ病、双極性障害など）、物質（薬物やアルコールなど）による急性中毒や依存症、高次脳機能障害、発達障害（自閉症、学習障害、注意欠如・多動症）、ストレス関連障害、てんかんなどである。また手帳を交付されるためには当該の精神障害が初診時より6ヵ月以上経過していることが必要である。

知的障害のみの人では療育手帳の対象となるので精神障害者福祉手帳は取得できないが、知的障害に加えて精神障害を併発している場合は、療育手帳と精神障害者保健福祉手帳の両方を取得できる。

精神障害者保健福祉手帳には1〜3級の区分がある。1級は精神障害によって日常生活を送ることが不可能な程度（概ね障害基礎年金1級に相当）、2級は精神障害によって日常生活が著しい制限を受けるか日常生活に著しい制限を加えることを必要とする程度（概ね障害年金2級に相当）、3級は精神障害によって、日常生活あるいは社会生活が制限を受けるか、日常生活あるいは社会生活に制限を加えることを必要とする程度のもの（概ね障害基礎年金3級に相当）である。

精神障害者保健福祉手帳は2年ごとの更新が必要である。

9. 医療要否意見書

生活保護を受けている人が医療を受けるために必要な医療券の発券を受けるための医師の意見書である。診断、経過、治療などを所定の様式に記入して福祉事務所に被保護者から提出されることが必要である。当該の医療が必要な場合は、6か月ごとの更新が必要になる。

10. 診療情報提供書

診療情報提供書は、医師が自分の診察した患者を他の医師に紹介する必要がある場合に当該患者の状態（診断、経過、処方内容など）を記載し、他の医師の診療に役立てるための紹介状である。当該患者が他の医師の診療を希望した場合（セカンドオピニオンを希望した場合を含む）、入院などで他の医師の診療が必要となった場合、他科の診療が必要になった場合、転居で他の医師の診療を受けるようになった場合、特別支援学校の校医宛に、入所施設の嘱託医宛などに書かれる。また発達障害児・者が障害福祉サービスを受ける場合にサービスを提供する福祉施設などに対しても書かれることがある。診療情報提供書は医療機関から発行されるものであり、医療保険による保険請求の対象となる。

11. その他の書類（特別支援学校入学に際しての医師診察記録）

精神または身体に障害を有する児童が特別支援学校に入学を希望する場合、障害およびその程度を示す手帳のコピーの提出が必要である。手帳を所持していない場合は、その障害および程度を明確にした医師診察記録を出願書類に加える必要がある。

第12章　経過と予後

1. 自閉症は治るか？

この30年間に自閉スペクトラム症または広汎性発達障害は、それ以前からのまれな重い障害ではなく、有病率は1%超程度と高く、その少なからぬ部分は知的障害を併発しない（IQ71以上、いわゆる高機能）ことが知られるようになった。

一般に知的水準が高いと自閉症状は軽い傾向があり、そのような自閉症児の経過をみていると自閉症状がほとんど認められないほどに改善することはまれではない。そのような子どもの親御さんから、とくによく聞かれることは「自閉症は治るか？」ということである。

臨床医学の領域では、ある時点で診断基準を満たすことで診断された障害が、治療の結果や自然経過で症状が完全になくなってはいないがかなり軽減し、当該障害の診断基準を満たさなくなった場合には部分寛解という説明語をつけてそのことを示す。したがって、そのような自閉症児の診断は「自閉症、部分寛解」になると説明する。部分寛解は幅が広く、症状の改善率が子どもによっては、たとえば50%くらいのこともあるし、90%とみなせることもある。

部分寛解がさらに改善すれば、寛解つまり症状がまったくなくなった状態になる。筆者は、そのような段階に到達する自閉症児が、少数ではあるが存在することを経験している。そしてそのような子どもの経過を成人するまで見れば、その中には完全に治ったと判断される人が含まれる可能性もあると思う。しかし症状がなくなったということだけで自閉症が治癒したとは言えないのである。

2. 自閉症の治癒を判断する条件

(1) 時期・年齢

自閉症の治癒の判断は幼児期にはできず、長い経過観察を経て判断されるもので、少なくとも対象者が成人している必要がある。しかし具体的に何歳くらいまで経過を見る必要があるかについては専門家のコンセンサスはない。筆者は30歳以降が適切と考えている。その理由は、最近では知的発達の良好な自閉症青年は、大学に進学することが多いので、大学卒業後に就職し、その後の社会人生活が最短で30歳頃まで安定していれば治癒の可能性を検討できると考える。また思春期頃までに行動障害が目立っていた自閉症児でも年齢が高くなると安定してくる傾向があり、30歳頃にはそのような傾向も見られ始めるからである。

もちろん経過の良好な人では20代前半に治癒の可能性を感じさせる人もいれば、40歳過ぎでようやくそうなる人もある。治癒の判定時期には個人差が大きく、それを判断するのは主治医の仕事である。

(2) 治癒の条件

自閉症の病因・病態はさまざまな研究の蓄積にも関わらず、現在のところ不明である。したがって医学的検査所見などで原因とされる身体的異常の改善を確認して治癒を証明することはできない。そこでそれに代わって自閉症が治癒したか否かを検討するには、(1) 自閉症状、(2) 併発症および (3) 社会適応の3つの条件を成人した時点で検討する必要がある。

1) 自閉症状

治癒の第一の必要条件として、自閉症状は診察時点でまったく存在しない、すなわち寛解していることが必要である。

自閉症状の寛解の判断には医師の臨床的判断のみでは十分ではなく、自閉症状の半構造化面接様式などの適切な評定尺度によって評定時に自閉症状が認められないことを確認する必要がある。筆者は (1)、(2) 広汎性発達障害評定システム (PDDAS) の自閉症状の36項目 (自閉症の12項目の症状診断基準を詳細化した項目) のすべてが評定0 (症状なし)、したがって自閉症の12項目の症状診断基準の1項目も該当しないことを寛解の根拠としている。

2) 併発症

自閉症に併発することが知られている他の神経発達障害の併発が認められないことが第二の必要条件である。

自閉症には知的障害、注意欠如・多動症 (ADHD)、発達性学習症、チック症など他の神経発達障害群に属する障害の併発が少なくないことが知られている。それらの障害はいずれも自閉症と同様に病因として脳機能障害の存在が想定されているが、自閉症と同様にその詳細は不明である。したがって、自閉症状は寛解しても、知的障害や多動性・衝動性（ADHD 症状）などが認められる場合は、何らかの脳機能障害が残存していると考えられ、自閉症が治癒したとはみなせない。

さらにてんかんの併発がないか併発した時期があっても、てんかんは治癒しているとみなされることも必要である。てんかんは自閉症に併発の多い神経疾患としてよく知られている。てんかんの存在は、脳機能障害の存在を示すものであり、自閉症状が寛解していてもてんかん発作があるか、また発作はなくなってもてんかん性脳波異常が存在している場合も自閉症が治癒したとはみなせない。

神経発達障害群以外の精神疾患（うつ病や不安障害など）に罹患する人もいる。それらがそれ以外では問題のないかつて自閉症と診断された人に生じた場合、その発症が対人関係の障害やこだわりなどの自閉症の特性と関係なく生じていると判断されるのであれば、その精神疾患の存在は自閉症が治癒していない根拠とする必要はない。しかしそれらの精神疾患の発症が、自閉症の特性である対人関係の拙劣さやこだわりなどと関連がありそうであれば、自閉症が治癒しているとは言えない。

3）社会適応

社会適応について問題がないことは治癒の第三の必要条件である。社会適応の判断にはいくつかの領域での検討が必要となる。

まず家庭生活で問題行動や不適応状態がないことは必要不可欠である。

就労は最も重要である。就労できていない場合は治癒しているとは考えられない。障害者雇用（経過のよい人でも最初の雇用は障害者雇用であることが多いので、障害者雇用にあることは必ずしも自閉症が治癒していないことの根拠とはならないが、障害基礎年金受給中は治癒の判断はできない）を含めて就労していることは必要である。そのうえで就労が継続し、職場やそれを含めた社会生活で問題や不適応状態がないことが必要である。転職はあってもよいが通算の就労期間は当然のことながら長いほうがよい。しかしどのくらいの就労継続期間が治癒の判断に必要かについては、何歳くらいまで成人期の状態を観察する必要があるかということと同様に専門家のコンセンサスはなく、個々人ごとに主治医が判断していかなければならない（結婚の有無は問わない。それは近年、結婚は個人の人生選択とみなされており、これを治癒の指標とすることは適切でないからである）。

3. 実際的な治療目標

以上のように考えると自閉症の治癒の判断は難しく、治癒は現状では自閉症治療の目標にはならない。筆者は治癒の判断をする3条件では、社会適応がもっとも重要と考えている。就労が継続し多少のユニークさなどがあってもその人なりの社会適応があり、周囲と問題を起こすことなく長く生活できているのであれば、自閉症は治っているとみなすことが実際的であると考える。自閉症治療の目標は、療育・教育・就労支援および行動障害に対する薬物療法など多くの方法を組み合わせた治療的関与で「よりよい適応」を目指すことである。

自閉症の臨床において、専門家が自閉症児の親御さんから問われてきた「自閉症は治るか？」という問いに対して筆者なりの回答を述べた。

脳機能障害を自閉症の原因とする理解は30年以上前から専門家のコンセンサスであった。しかしその詳細は不明であり、医学的検査所見で治癒を説明できない状況は30年前と変わることはない。

そのような状況で、自閉症の治癒を検討する条件を述べたが、治癒は自閉症治療の目標ではなく、社会適応の向上が実際的な目標である。

文献

1） 栗田広：広汎性発達障害評定システム（PDDAS）．2005.

2） 栗田広：広汎性発達障害評定システム（PDDAS）．山内俊雄、鹿島晴雄 総編集、青木省三、市川宏伸、加藤元一郎、神庭重信、染谷俊幸、田中究、中根秀之、松原達哉、三村将、森さち子、八木剛平 編集：精神・心理機能評価ハンドブック．中山書店，pp. 307-311, 東京，2015.

研究文献

1) Kurita, H.: Infantile autism with speech loss before the age of thirty months. Journal of the American Academy of Child Psychiatry 24:191-196, 1985.
2) Kurita, H., Uchiyama, T. and Takesada, M.: Tokyo Child Development Schedule. I. Test-retest reliability and concurrent validity. Folia Psychiatrica et Neurologica Japonica 39:129-138, 1985.
3) Kurita, H.: A case of Heller's syndrome with school refusal. Journal of Autism and Developmental Disorders 18:315-319, 1988.
4) Kurita, H.: The concept and nosology of Heller's syndrome: Review of articles and report of two cases. Japanese Journal of Psychiatry and Neurology 42:785-793, 1988.
5) Kurita, H., Miyake, Y. and Katsuno, K.: Reliability and validity of the Childhood Autism Rating Scale-Tokyo Version(CARS-TV). Journal of Autism and Developmental Disorders 19:389-396, 1989.
6) Kurita, H. and Miyake, Y.: The reliability and validity of the Tokyo Autistic Behavior Scale. Japanese Journal of Psychiatry and Neurology 44:25-32, 1990.
7) Kurita, H.: School refusal in pervasive developmental disorders. Journal of Autism and Developmental Disorders 21:1-15, 1991.
8) Kurita, H., Kita, M. and Miyake, Y.: A comparative study

of development and symptoms among disintegrative psychosis and infantile autism with and without speech loss. Journal of Autism and Developmental Disorders 22:175-188, 1992.

9) Kurita, H. and Nakayasu, N.: An autistic male presenting seasonal affective disorder (SAD) and trichotillomania. Journal of Autism and Developmental Disorders, 24:687-692, 1994.

10) Kurita, H.: A comparative study of Asperger syndrome with high-functioning atypical autism. Psychiatry and Clinical Neurosciences, 51:67-70, 1997.

11) Kurita, H.: Delusional disorder in a male adolescent with high-functioning PDDNOS. Journal of Autism and Developmental Disorders, 29:419-423, 1999.

12) Tachimori, H., Osada, H. and Kurita, H.: Childhood Autism Rating Scale--Tokyo Version for screening pervasive developmental disorders. Psychiatry and Clinical Neurosciences, 57: 113-118, 2003.

13) Kurita, H., Osada, H., Shimizu, K. and Tachimori, H.: Validity of DQ as an estimate of IQ in children with autistic disorder. Psychiatry and Clinical Neurosciences, 57: 233-235, 2003.

14) Kanai, C., Koyama, T., Kato, S., Miyamoto, Y., Osada, H. and Kurita, H.: A comparison of high-functioning atypical autism and childhood autism by Childhood Autism

Rating Scale-Tokyo Version. Psychiatry and Clinical Neurosciences, 58: 217-221, 2004.

15) Kurita, H., Osada, H. and Miyake, Y.: External validity of childhood disintegrative disorder in comparison with autistic disorder. Journal of Autism and Developmental Disorders, 34: 355-362, 2004.

16) Kurita, H., Koyama, T., Setoya, Y., Shimizu, K., Osada, H.: Validity of childhood disintegrative disorder apart from autistic disorder with speech loss. European Child & Adolescent Psychiatry, 13: 221-226, 2004.

17) Kurita, H., Osada, H., Shimizu, K. and Tachimori, H.: Bipolar disorders in mentally retarded persons with pervasive developmental disorders. Journal of Developmental and Physical Disabilities, 16: 377-389, 2004.

18) Kurita, H., Koyama, T. and Osada, H.: Autism-spectrum quotient Japanese version and its short forms for screening normally intelligent persons with pervasive developmental disorders. Psychiatry and Clinical Neurosciences, 59: 490-496, 2005.

19) Koyama, T., Tachimori, H., Osada, H. and Kurita, H.: Cognitive and symptom profiles in high-functioning pervasive developmental disorder not otherwise specified and attention-deficit/hyperactivity disorder. Journal of Autism and Developmental Disorders, 36: 373-380, 2006.

20) Kurita, H. and Koyama, T.: Autism-Spectrum Quotient Japanese version measures mental health problems other than autistic traits. Psychiatry and Clinical Neurosciences, 60: 373-378, 2006.

21) Kurita, H.: Disorders of the autism spectrum. Lancet. 2006 Jul 15; 368(9531): 179-81, 2006.

22) Izutsu, T., Tsutsumi, A., Islam, A.M., Kato, S., Wakai, S. and Kurita, H.: Mental health, quality of life, and nutritional status of adolescents in Dhaka, Bangladesh: Comparison between an urban slum and a non-slum area. Social Science and Medicine, 63: 1477-1488, 2006.

23) Koyama, T., Tachimori, H., Osada, H., Takeda, T. and Kurita, H.: Cognitive and symptom profiles in Asperger's syndrome and high-functioning autism. Psychiatry and Clinical Neurosciences, 61: 99-104, 2007.

24) Ishijima, M. and Kurita, H.: Brief report: Identical male twins concordant for Asperger's disorder. Journal of Autism and Developmental Disorders, 37: 386-389, 2007.

25) Koyama, T., Miyake, Y. and Kurita, H.: Parental ages at birth of children with pervasive developmental disorders are higher than those of children in the general population. Psychiatry and Clinical Neurosciences, 61: 200-2002, 2007.

26) Takeda, T., Koyama, T. and Kurita, H.: Comparison of developmental/intellectual changes between autistic

disorder and pervasive developmental disorder not otherwise specified in preschool years. Psychiatry and Clinical Neurosciences, 61: 684-686, 2007.

27) Kurita, H., Koyama, T. and Inoue, K.: Reliability and validity of the Pervasive Developmental Disorders Assessment System. Psychiatry and Clinical Neurosciences, 62: 226-233, 2008.

28) Koyama, T., Inada, N., Tsujii, H. and Kurita, H.: Predicting children with pervasive developmental disorders using the Wechsler Intelligence Scale for Children-Third Edition. Psychiatry and Clinical Neurosciences, 62: 476-478, 2008.

29) Koyama, T. and Kurita, H.: Cognitive profile difference between normally intelligent children with Asperger's disorder and those with pervasive developmental disorder not otherwise specified. Psychiatry and Clinical Neurosciences, 62: 691-696, 2008.

30) Koyama, T., Kamio, Y., Inada, N. and Kurita, H.: Sex differences in WISC-III profiles of children with high-functioning pervasive developmental disorders. Journal of Autism and Developmental Disorders, 39: 135-141, 2009 (Epub 2008 Jul 16).

31) Koyama, T., Osada, H., Tsujii, H. and Kurita, H.: Utility of the Kyoto Scale of Psychological Development in cognitive assessment of children with pervasive

developmental disorders. Psychiatry and Clinical Neurosciences, 63: 241-243, 2009.

32) Suzuki, M., Tachimori, H., Saito, M., Koyama, T. and Kurita, H.: Development of a screening scale for high-functioning pervasive developmental disorders using the Tokyo Child Development Schedule and Tokyo Autistic Behavior Scale. Research in Autism Spectrum Disorders, 5: 843-854, 2011.

33) Osada, H., Tachimori, H., Koyama, T. and Kurita, H.: Longitudinal developmental courses in Japanese children with autism spectrum disorder. Child Psychiatry & Human Development, 43: 895-908, 2012.

34) Kurita, H. and Inoue, K.: How different is early-onset childhood disintegrative disorder from autistic disorder with speech loss? Open Journal of Psychiatry, 3: 39-45, 2013. doi:10.4236/ojpsych.2013.32A007.

35) Takeda, T., Tsuji, Y., Uwatoko, T. and Hiroshi Kurita, H.: Reliability and validity of ADHD diagnostic criteria in the Assessment System for Individuals with ADHD(ASIA): a Japanese semi-structured diagnostic interview. BMC Psychiatry 2015 15:130.

36) Takeda, T., Tsuji, Y. and Kurita, H.: Psychometric properties of the Japanese version of the Adult Attention-deficit hyperactivity disorder(ADHD)Self-Report Scale(ASRS-J)and its short scale in accordance

with DSM-5 diagnostic criteria. Research in Developmental Disabilities, 63: 59-66, 2017.

索　引

欧文

和文

著者略歴

栗田　広（くりた　ひろし）

昭和 47 年 3 月東京大学医学部医学科卒業

昭和 49 年 3 月東京大学医学部附属病院精神神経科助手

昭和 59 年 7 月東京都精神医学総合研究所副参事研究員

昭和 62 年 10 月国立精神・神経センター精神保健研究所部長

平成 4 年 4 月東京大学医学部精神衛生学講座教授

平成 9 年 4 月東京大学大学院医学系研究科精神保健学分野教授

平成 17 年 4 月社会福祉法人全国心身障害児福祉財団・全国療育相談センター長

平成 17 年 6 月東京大学名誉教授

平成 23 年 1 月日本乳幼児医学・心理学会名誉理事長

令和 4 年 9 月 3 日逝去

自閉スペクトラム症の臨床

2023年9月1日　初版第1刷発行

著　者　栗田　広

発行者　平田　直

発行所　株式会社 中山書店

〒112-0006 東京都文京区小日向4-2-6

TEL 03-3813-1100（代表）

印刷・製本　株式会社シナノパブリッシングプレス

Published by Nakayama Shoten Co.,Ltd.　Printed in Japan

ISBN 978-4-521-75042-2

落丁・乱丁はお取り替え致します.